肺结节百问百答

（第2版）

主　编　冯旰珠

U0380341

东南大学出版社

·南京·

图书在版编目(CIP)数据

肺结节百问百答 / 冯旴珠主编. — 2 版. — 南京：
东南大学出版社，2023.2
ISBN 978-7-5766-0398-9

Ⅰ. ①肺… Ⅱ. ①冯… Ⅲ. ①肺疾病－防治－问题解
答 Ⅳ. ①R563-44

中国版本图书馆 CIP 数据核字(2022)第 226994 号

责任编辑:陈潇潇 责任校对:子雪莲 封面设计:崔楚峤 责任印制:周荣虎

肺结节百问百答(第2版)
Feijiejie Baiwen Baida(Di-er Ban)

主 编:冯旴珠
出版发行:东南大学出版社
社 址:南京市四牌楼 2 号 邮编:210096 电话:025-83793330
网 址:http://www.seupress.com
电子邮箱:press@seupress.com
经 销:全国各地新华书店
印 刷:江阴金马印刷有限公司
开 本:700 mm×1000 mm 1/16
印 张:10.75
字 数:160 千字
版 次:2023 年 2 月第 2 版
印 次:2023 年 2 月第 1 次印刷
书 号:ISBN 978-7-5766-0398-9
定 价:52.00 元

本社图书若有印装质量问题,请直接与营销部调换。电话(传真):025-83791830

《肺结节百问百答》
（第2版）

编委会

主　　编　冯旴珠

副主编　韦建明　　沈　红

编　　者　王文晶　　王德钧　　石红建　　朱成华

　　　　　　刘元标　　刘艳虎　　杜　强　　李亚东

　　　　　　沈连法　　张业清　　张　扬　　翁晓芹

　　　　　　高天明　　唐继来　　邓凯丽　　王雪利

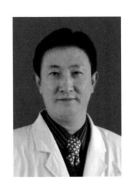

主编简介

    冯旰珠，医学博士、二级主任医师、教授，博士生导师。中华医学会老年分会呼吸学组委员、江苏省医学会呼吸病学分会常委、江苏省医师协会呼吸病学分会常委（兼呼吸影像与病理学组组长），于2015年在美国克利夫兰医学中心访学，从事呼吸系病临床、教学和科研工作30余年，在急慢性气道炎性疾病、呼吸系危重症及肺结节精准诊疗方面积累了丰富经验。主持国家自然科学基金、江苏省高峰人才项目等多项研究，培养硕士、博士30余名，在国内外学术刊物发表论文150余篇，系 *Cell Transplantation* 等杂志编委，先后荣获江苏省及全国"五一劳动奖章"等荣誉称号。

再版前言

恶性肿瘤是危害人类生命健康的重大慢性疾病。据世界卫生组织最新统计,2020 年全球新发癌症病例 1 930 万例,死亡病例近 1 000 万例,其中肺癌死亡 180 万例,占比高达 18%,远超其他癌症类型。而在我国,肺癌是发病率和死亡率都居首位的癌症,据统计,肺癌在我国全年发病 82 万例,占肿瘤发病总数的 17.9%;死亡 71 万例,占肿瘤致死的 23.8%。因此,我国肺癌防治面临巨大挑战。目前我国 70% 的肺癌患者在初诊时已是中晚期,这是因为肺癌早期基本上没有明显症状,一旦表现出症状,基本多为中晚期以上,失去手术机会。尽管近年来有新的药物出现,这部分患者 5 年生存率仍不超过 20%。肺癌的生存时间与其临床发现的早晚密切相关,Ⅰ期肺癌术后 5 年生存率可达 60%,超早期微浸润性或原位癌阶段 5 年生存率近 100%,可达到临床治愈标准。因此,在肺癌早期阶段时,对肺结节良恶性诊断至关重要,如果能够早发现、早诊断、早治疗,就可以将病灶杀死在萌芽阶段。

胸部 CT 是发现肺结节的主要手段。随着社会经济的发展、人们健康意识的普遍增强,许多人每年常规体检时做胸部 CT,报告上可能有

"肺小结节"的提示。一看这个"结节"诊断,首先会感觉害怕,担心有癌变的可能,为此很多人谈结节色变,疑虑也很多。互联网的广泛普及让人们有机会在较短时间内了解各种疾病的基本概念与常识,但遗憾的是,互联网对有些疾病的介绍鱼龙混杂,甚至真假难辨。我们四年前出版了第一版《肺结节百问百答》,以通俗易懂的语言文字就人们普遍关心的近百个问题逐一回答,出版后广受读者的欢迎。

四年多来,我们陆续收到全国各地读者的反馈,肯定了本书的价值,有读者直接打电话到我科室增购此书,亦有读者通过网络咨询相关问题,甚至有读者千里迢迢远道而来到门诊当面咨询。我们为此深受鼓舞。近年来随着诊疗技术的发展,如肿瘤抗体检测对肺结节的诊断意义、肺结节冷热消融手术与传统手术优劣比较,以及单孔腔镜下楔形切除术式对患者的获益等相关问题,须加以详尽介绍;合理饮食方式、药膳以及中医中药对肺结节转归有何影响,不少读者至为关心;此外,肺结节术后如何恰当锻炼以便实现快速康复,术后患者对专业指导极为期盼。鉴于此,南京医科大学第二附属医院呼吸与危重症医学科、医学影像科、胸外科、介入科、康复科的部分专家,在原书框架基础上,对全文进行了梳理增补,期望更全面、更深入地回答读者的问题,让更多普通读者读懂此书,了解到肺结节是可防、可控、可治的疾病,为"2030 健康中国"行动贡献一点微薄之力。

冯旰珠

2022 年 10 月

序　言（第1版）

随着医学影像技术的发展及 CT 的广泛应用,拍胸片难以被发现的肺结节现在被检出的概率越来越大。肺结节只是一个影像学上的概念,表现十分相似,一般无明显自觉症状。肺结节良性居多,仅有小部分被确诊为肺癌,但肺结节的良恶性鉴别诊断相当困难,且结节越小,诊断越难,仅凭 CT 检查往往难以明确。CT 报告往往描述的模棱两可,导致许多人误以为肺结节就是肺癌,造成患者及家属的恐慌。许多良性结节并不需要处理,而恶性肺结节必须尽早处理。如果把良性结节误诊为恶性,患者有可能会"白挨一刀"或错误接受放、化疗,身心均会受到严重摧残;如果把恶性结节误诊为良性,又可能延误病情,从而丧失了治疗机会。

如何鉴别肺结节的良恶性?检查发现了肺结节该如何处理(包括如何进一步检查或随访等)?冯旰珠教授邀请了呼吸病学、影像学、病理学等多位临床专家,结合临床经验,参考国内外其他学者所总结的较为成熟的经验和方法,精心编纂而成——《肺结节百问百答》。全书分为概念篇、原因篇、观察处理篇、诊断篇、手术篇、术后篇六个部分,共解答了肺结节相关的近百个问题。该书从临床实际需要出发,较为全面地介绍了肺结节相关知识,内容翔实,图文并茂,是每一位编者的智慧和经验结晶,也为读者科学认识和正确对待肺结节提 供了非常实用的参考。

有幸拜读本书,郑重推荐,乐为之序,并向本书编者表示祝贺和敬意!

江苏省人民医院（南京医科大学第一附属医院）

呼吸与危重症医学科主任　　　黄茂

江苏省医学会呼吸病学分会主任委员

2018 年 11 月

南京

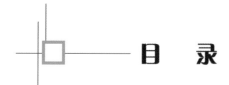

目 录

I 概念篇

1 何为肺结节？ ·· 4

2 诊断肺部小结节的主要手段是什么？普通 X 线与胸部 CT 有何不同？
·· 5

3 肺结节在临床发现的概率大吗？为何以前很少发现,最近几年发现肺结节的人特别多？ ·· 6

4 胸部核磁共振(MRI)检查对肺结节诊断有没有帮助？与 CT 检查比较哪个更好？ ·· 7

5 什么是低剂量螺旋 CT(LDCT)和高分辨率 CT(HRCT)？ ········· 8

6 患了肺结节后怎么办？ ·································· 9

7 肺结节在男女性别上有差异吗？ ························ 10

8 何为肺磨玻璃影？ ····································· 10

9 医生说这个小结节是混合性的,什么叫混合性小结节？ ········ 11

10 肺小结节与磨玻璃影之间是什么关系？ ·················· 12

11 肺结节肯定就是恶性病变么？ ·························· 13

12 肺小结节的部位与良恶性有关系么？ ···················· 15

13 什么样形状的肺结节可能会是恶性的？ ·················· 16

14　结节上有个"小尾巴"，是不是恶性的？ ………………………… 18

15　多个肺小结节是不是比单个肺小结节更麻烦？ ……………… 19

16　肺结节除了肺癌，还有其他什么可能性？ …………………… 20

17　不同种类肺结节恶性概率的评估主要考虑哪些因素？ ……… 22

18　如何才能发现早期肺癌呢？ …………………………………… 23

19　中医如何看待"肺小结节"？ …………………………………… 24

20　肺小结节的中医辨证分型有哪些？ …………………………… 24

II　原因篇

1　肺结节是怎么形成的？ ………………………………………… 29

2　吸烟与恶性肺结节关系到底有多大？ ………………………… 30

3　二手烟会不会增加肺结节形成的机会？ ……………………… 32

4　什么是三手烟？有促进恶性肺结节形成的危险吗？ ………… 33

5　从不吸烟为什么也会患上恶性肺结节？ ……………………… 34

6　何为氡气？氡气暴露会不会增加肺恶性结节形成的机会？ … 35

7　恶性肺结节有遗传性吗？ ……………………………………… 36

8　肺恶性结节与长期厨房作业有关吗？ ………………………… 37

9　糖尿病会不会是肺结节形成的原因？ ………………………… 38

10　熬夜会不会导致肺结节产生？ ………………………………… 39

11　经常感冒会容易患上肺结节么？ ……………………………… 40

12　50岁左右的人肺小结节恶性的可能更大吗？ ………………… 40

13　有人说肺恶性结节与使用手机有关，有根据吗？ …………… 41

14　肺恶性结节与饮食结构有关吗？ ……………………………… 42

15　哪些人容易形成恶性肺结节？ ………………………………… 43

16　从中医角度来看，肺结节的病因病机是什么？ ……………… 44

III　诊断篇

1　什么样的情况下肺结节需要做增强CT？ …………………… 50

2 增强 CT 肺结节没问题就肯定没问题了么? ································· 50

3 碘过敏的肺小结节患者不能做增强 CT,怎么办? ················· 51

4 如何判断肺结节是良性的还是恶性的? ······························ 52

5 肺磨玻璃结节和实性小结节,哪种是肺癌的可能性更大? ········· 53

6 肺小结节的 CT 值高低与其良恶性有关系吗? ······················ 54

7 肿瘤指标筛查对肺结节诊断有多大的帮助? ························ 54

8 CT 查出来有肺结节,但肿瘤标志物水平正常,那这个结节就不会是恶性

的么? ··· 55

9 肺癌七种自身抗体筛查在诊断肺结节中的作用是什么? ············ 56

10 有了肺结节,有没有必要做基因检测? ····························· 57

11 循环血肿瘤 DNA(ctDNA)对判断肺结节良恶性有帮助作用吗?

··· 57

12 什么是 PET - CT? 什么情况的肺结节需要做 PET - CT? ········· 58

13 PET - CT 阴性的肺结节就没关系了么? ···························· 59

14 什么样的情况下肺结节需要行支气管镜检查? ····················· 60

15 经支气管镜诊断肺外周结节有哪些新方法? ························ 60

16 先进的支气管镜检查设备 EBUS 能确诊肺结节性质吗? ·········· 61

17 什么是 CT 引导下经皮穿刺活检? ································· 63

18 什么样的情况下肺结节需要经皮肺穿刺? ························· 63

19 肺结节穿刺活检的适应证和禁忌证有哪些? ······················ 64

20 如何提高 CT 引导下肺结节穿刺的成功率? ······················· 64

21 肺结节穿刺活检的诊断准确率如何? ······························ 65

22 为什么医生说这个结节太小,穿刺穿不到? ······················· 65

23 CT 引导下肺结节穿刺活检有哪些优势? ·························· 66

24 肺结节穿刺活检有什么并发症? ·································· 67

25 如果经过检查肺结节确诊是恶性的怎么办? ······················ 67

Ⅳ 观察处理篇

1 为什么肺小结节的复查,最好选择在同一家医院进行? ············ 71

2　发现肺结节以后是普通 CT 还是低剂量 CT 随访呢？ ·············· 72

3　医生说这是磨玻璃小结节,磨玻璃小结节还需要观察么？ ·········· 73

4　肺磨玻璃结节影,是见"磨"色变还是放任不管？ ·········· 74

5　发现肺结节后怎样合理随访？ ·········· 75

6　随访时怎么才算肺小结节增大？ ·········· 76

7　何为肺结节短时间增大？ ·········· 76

8　肺结节短时间增大是手术还是活检？ ·········· 77

9　为了观察肺小结节变化,是不是 CT 检查越频繁安全性越高？ ····· 77

10　肺结节几年都没有变化就不需要再观察了么？ ·········· 78

11　肺结节变成肺癌的时间要多长？ ·········· 79

12　随访观察肺小结节大小没变,但是密度或者形状变化了怎么办？

　　·········· 80

13　几年前体检医生就说有肺小结节,现在小结节还在这个位置没有变化,

　　会有问题么？ ·········· 81

14　年轻的时候得过肺结核,现在的小结节是不是原来结核留下来的瘢痕？

　　·········· 82

15　发现肺小结节后,医生让定期复查,会不会在复查间隔期突然增大？

　　·········· 82

16　多个肺小结节观察期间一个增大,其他的没变化怎么办？ ·········· 83

17　同时发现几个肺小结节,会不会都是有问题的呢？ ·········· 84

18　从前患过其他部位肿瘤的人得了肺小结节怎么办？ ·········· 84

19　肺小结节会导致胸部疼痛吗？ ·········· 85

20　肺小结节会导致咳嗽吗？ ·········· 86

21　发现肺小结节,有些宣传建议吃药,到底需不需要用药？ ·········· 86

22　有了肺小结节医生让吃抗菌药物,为什么？ ·········· 87

23　增加运动会不会对肺小结节吸收有帮助？ ·········· 87

24　肺结节患者可以服用中药来干预治疗吗？ ·········· 88

25　哪些患者是中医药治疗肺结节的优势人群？ ·········· 88

V 治疗篇

1 肺小结节什么样的情况下需要考虑手术切除？ …………… 94

2 肺小结节生长到多大时需要手术？ …………………… 94

3 肺结节手术风险大吗？ ………………………………… 95

4 肺结节的手术到底是不是大手术？对以后的生活影响大吗？ …… 96

5 肺结节手术过程及术后痛苦吗？ ……………………… 96

6 什么是单孔胸腔镜？ …………………………………… 97

7 肺结节的胸腔镜手术是单孔效果好还是多孔效果好？ …… 98

8 肺小结节手术前需要跟患者和家属谈话，医生通常会说什么？ …… 99

9 胸腔镜下肺结节手术需要住院几天？ ………………… 100

10 肺结节手术费用是多少，职工医保、居民医保和商业保险能报销多少？
…………………………………………………………… 101

11 肺部多个结节可以手术吗？ …………………………… 101

12 有患者肺结节手术后经常说胸壁疼痛是何原因？ …… 102

13 肺结节手术后的患者将来还会不会再有新的肺结节？ …… 103

14 什么样的小结节需要反复手术？ ……………………… 104

15 手术后病理报告不典型增生或微浸润，何为不典型增生？何为微浸润？
…………………………………………………………… 104

16 肺部原位癌是肺癌吗？ ………………………………… 105

17 不同的病理类型能提示预后吗？ ……………………… 105

18 肺结节的局部介入治疗方式包括哪些？ ……………… 106

19 哪些病人适合微波消融？ ……………………………… 108

20 微波消融安全性如何？可能会出现哪些并发症？ …… 109

21 恶性肺结节除了胸腔镜及介入手术外还有哪些治疗方法？ …… 110

22 什么是肺癌的免疫治疗，这种治疗的意义如何？ …… 110

23 什么是新辅助化疗？新辅助化疗有何意义？ ………… 112

24 什么情况下肺小结节术前需要使用免疫治疗？ ……… 112

25 免疫治疗结束后多长时间可进行手术？术后要继续使用免疫药物吗？
…………………………………………………………… 113

Ⅵ 术后篇

1　恶性肺小结节手术切除后还需要化疗么? ……………………… 118

2　肺小结节的手术标本要不要做基因检测,需要做哪些项目的基因检测?

　　…………………………………………………………………… 119

3　在什么情况下肺癌术后需使用靶向治疗? …………………… 120

4　如果手术成功切除了肺小结节,后期还要不要继续观察? ………… 121

5　肺小结节术后复查又发现新的结节怎么办? ………………… 122

6　有人说肺小结节手术后不能吃麻辣的,对么? ……………… 122

7　肺小结节手术后饮食要注意哪些方面? ……………………… 123

8　肺小结节手术后需要多长时间才能恢复正常工作? ………… 124

9　肺小结节手术对肺功能的影响到底有多大? ………………… 124

10　肺结节手术后的运动如何合理进行? ……………………… 125

11　肺结节手术后的肺康复有哪些具体内容? ………………… 126

12　肺结节术后如何设定身体活动的目标? …………………… 126

13　开胸手术后早期应该避免哪些活动? ……………………… 127

14　肺结节手术后长期疼痛,怎么办? ………………………… 128

15　肺结节手术后同侧肩膀有时"僵硬"甚至活动困难,如何治疗? …… 129

16　肺部手术后通过什么运动锻炼可以放松紧张的胸背部肌肉? …… 131

17　身体出现哪些异常需要调整运动锻炼或体力活动? ……… 134

Ⅶ 典型病例 …………………………………………………… 135

肺结节诊疗流程图 ……………………………………………… 148

主要参考文献 …………………………………………………… 151

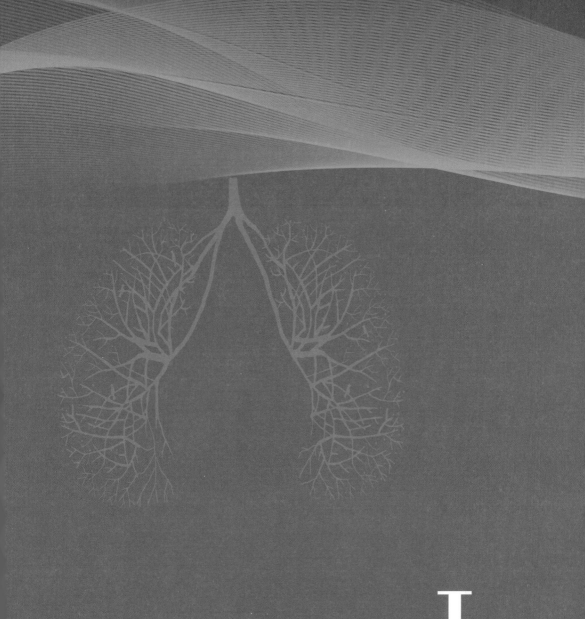

I

概念篇

导引病例

　　黄女士 70 岁,与我比较熟悉,在一次胸部 CT 体检中发现一个磨玻璃结节(图 a、图 b),她很紧张,当天又做了胸部增强 CT 检查(图 c、图 d),并赶忙来找我会诊。我在电脑显示屏上读片,经过放大图像、调整窗宽窗位后观察所见:右上肺含少许实性成分的混合性磨玻璃结节,瘤肺界面较清楚,大小 8 mm×12 mm,见血管穿行,且穿行血管增粗扭曲。尽管病人是第一次做胸部 CT 检查,没有以前老片对比,仍然考虑大概率是早期肺癌,且以微浸润腺癌可能大。她听了很吃惊,不大相信我的诊断。我分析原因给她听:肺磨玻璃结节较大,直径大于 10 mm,含少许实性成分,瘤肺界面较清楚,有血管穿行,这些征象都高度提示早期肺癌。而炎性结节的可能性非常小,因为如果是急性炎症,结节内血管可以增粗,但结节边界应该模糊不清;如果是慢性炎症,结节边界清楚了,但结节里面的血管就不应该增粗。综合分析判断,我认为是早期肺癌的可能性很大,建议 3 个月后复查,如果没有吸收就需要考虑手术切除。但病人比较紧张焦虑心急,两周后就行手术切除了该肺结节,术后病理证实为微浸润肺腺癌,正如我所预测的一样。由于发现及时,没有转移,术后不需要放化疗等治疗(微浸润肺腺癌术后一般不需要放化疗)。现在患者术后已经 6 年,日常活动如正常人,不受限制,复查胸部 CT 无复发和转移,晚年生活幸福。

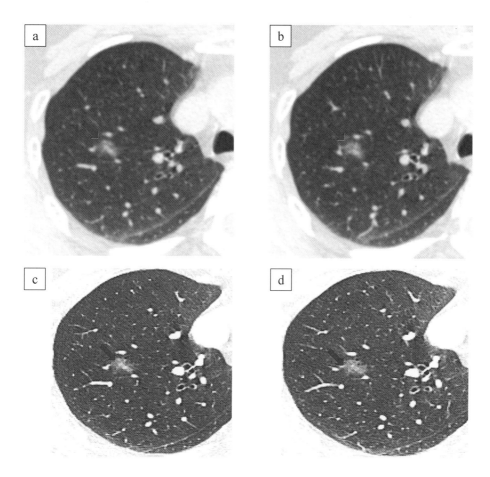

导引病例患者同一时间胸部 CT，a、b 为胸部平扫，c、d 为胸部增强

病例点评

　　肺磨玻璃结节，特别是混合性磨玻璃结节，如果直径大于 10 mm，且瘤肺界面清楚，伴血管穿行者，早期肺癌的可能性非常大，3～6 个月后随访复查，如果有长大或者没有变化，可以考虑行胸腔镜手术治疗。

1 何为肺结节?

答 肺结节是指人们在接受胸部 CT 或者 X 线拍片检查时发现在肺部出现直径 ≤ 30 mm 的近似圆形或不规则形状的病灶,这种病灶的边界清晰或不清晰,在影像学上表现为密度增高的阴影。它既可以是单发的(即只有一个结节影被发现),也可以是多发的(即在两侧肺部可以同时发现两个以上的结节)。

依据结节密度不同,我们将肺结节分为三类:磨玻璃结节(ground glass nodule,GGN)、部分实性结节和实性结节。

磨玻璃结节是指肺内模糊的结节影,结节密度较周围肺实质略增加;部分实性结节是指其内既包含磨玻璃密度又包含实性软组织密度的结节,密度不均匀;实性结节则是指该结节为软组织密度状,其密度较均匀。不同密度的肺结节其恶性概率不同,根据大量临床实践发现:部分实性结节的恶性概率最高,其次为磨玻璃结节及实性结节。有关不同密度的结节影像如下图所示。

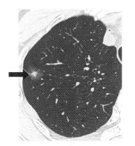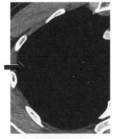

a. 部分实性结节肺窗和纵隔窗

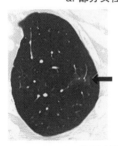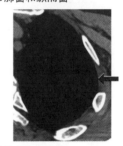

b. 纯磨玻璃结节肺窗和纵隔窗

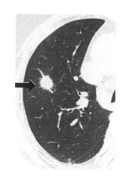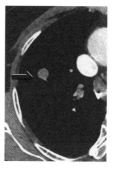

c. 实性结节肺窗和纵隔窗

不同密度结节影像

依据结节大小,肺结节可分为小结节和大结节:小结节是指直径＜10 mm 的结节;直径在 10～30 mm 的结节为大结节。而直径＜5 mm 的结节称为微小结节,直径＞30 mm 者则称之为肿块。

② 诊断肺部小结节的主要手段是什么？普通 X 线与胸部 CT 有何不同？

答 胸部摄片的原理是将胸壁软组织、骨骼、肺、心脏大血管投影在一张胶片上,纽扣、衣服上的饰物、乳头影、皮肤疣、肋骨骨岛等都可造成肺内小结节的假象,为了区分到底是肺小结节还是这些假象,就需要做一个胸部 CT 检查。胸部 CT 的原理是将一个物体切成许多薄片,一层一层地剖开来观察内部结构,它不存在重叠伪影的问题。因此,上述纽扣、衣服上的饰物、乳头影、皮肤疣、肋骨骨岛等就能一目了然地被区分开,这时所发现的肺部小结节,即为明确的肺部病灶了。

此外,胸部 X 线检查尚存一定的局限性,大约 1/3 的肺组织会被肋骨、纵隔、锁骨及心脏等部位掩盖,影响了对肺部肿瘤的检出率;X 线检查的图像清晰度相对较低,不能准确地判断出肺门、纵隔淋巴结及支气管腔等病变,且很难发现直径小于 5～6 mm 的病变。根据文献报道,在胸部普通 X 线检查中,肺小结节的检出率仅为 0.09％～0.20％,而 CT 的检出率则能高达 40％～60％。因此,很多患者在普通 X 线检查中没有发现肺小结节,而 CT 检查则可发现。因此,胸部 CT 检查是目前诊断、随访肺结节的主要手段。

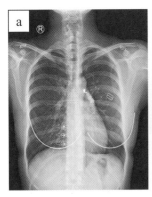 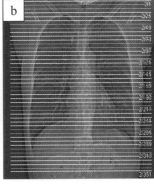 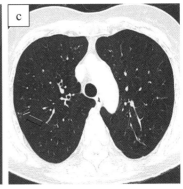

a. X线胸片　　　　　b. 胸部CT扫描线　　　　c. 为b图其中一层CT图像

3　肺结节在临床发现的概率大吗?为何以前很少发现,最近几年发现肺结节的人特别多?

答 肺结节在临床上发现的概率在不同人群、不同诊疗条件存在一定差异。比如,生活在空气环境污染程度重的人群中,若影响时间长,这种概率可能会更大些;在吸烟人群及生活方式不健康人群中,其发现的概率也会大些;此外,在工作节奏快、压力大的人群中,发现概率同样也会增大。如今我们常常会听到身边朋友、同事或是亲戚中有人肺部查出小结节,而在以往为什么没这么多呢?原因可能有以下几点:

（1）随着医疗条件的改善，人们原来做肺部检查时往往只拍 X 线片，有些基层医院还没有 CT 检查设备，所以也就谈不上发现肺结节了。

（2）现在许多单位给一定年龄段的人群做年度常规体检，且把胸部 CT 作为规定项目，这样发现肺结节的机会自然也就多些了。如果没有这些常规胸部 CT 检查，可能会漏掉不少肺结节人群。

（3）近年来随着 CT 机器性能不断提升，新的高档 CT 分辨力即图像清晰度较以前明显提高，能够显示以前旧的 CT 发现不了的肺微小结节。下图为同一个患者的 CT 和 X 线胸片对比，X 线胸片上对结节影发现远不如 CT 清晰。

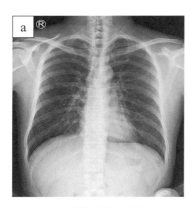 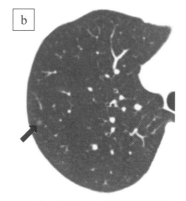

a. X线胸片未见结节　　　　b. 与a为同一患者,CT发现结节

同一患者 X 线胸片与 CT 对比

4 胸部核磁共振（MRI）检查对肺结节诊断有没有帮助？与 CT 检查比较哪个更好？

答 胸部 MRI 对血管、较大的肿块显像较好，能够区分肿块性质，如囊性、实性、脂肪性或血管性以及明确肺门增大的原因是肺血管疾病抑或实质性肿块;但胸部MRI空间分辨率不如CT,对肺细微结构观察欠佳,且容易受呼吸及心率的影响,对直径10 mm以下的结节显示比较困难,不如CT敏感。因此,肺结节检查一般不建议采用MRI,而建议采用CT检查,尤其采用高分辨CT(HRCT)检查显像更为清晰。

5 什么是低剂量螺旋CT(LDCT)和高分辨率CT(HRCT)?

答 低剂量CT(LDCT)是指平均辐射剂量为0.61~1.50 mSv,而普通CT的辐射剂量是7 mSv。有学者通过研究发现,肺部小结节患者的结节密度、钙化、毛刺、分叶、胸膜粘连症、空泡征或支气管充气征检查方面,常规CT剂量扫描与低剂量CT扫描的检出率差异无统计学意义。LDCT检查能够检出肺部小结节患者的病灶情况,在确保诊断准确性的前提下,降低辐射剂量,可以减少身体受到的辐射;LDCT对≤3 mm、4~5 mm、≥6 mm的诊断率分别为67%、89%、100%。需要指出的是,常规CT检查辐射剂量极低,有专家研究发现,单次胸部CT检查受到的辐射相当于乘飞机从上海到纽约长途旅行所受到的辐射量,其致癌的概率几乎接近于零。因此,需要把握好剂量和图像质量之间的平衡。

高分辨率CT扫描(high resolution CT scan,HRCT),是一种借助于薄层或者超薄层、较高输出量、骨算法、较大矩阵和小视野图像重建,得到清晰的组织细微结构和高分辨率图像的扫描方法。HRCT扫描通常应用于观察小病灶内部结构的细微变化,如肺的细微结构及其微小病灶、肺部的早期间质改变或者各种小气道病变。HRCT肺部扫描较普通CT扫描对肺部磨玻璃结节的诊断更有价值。因此对怀疑有肺结节或确诊有肺结节的随访患者,肺结节门诊医师常常建议其做 HRCT 检查。

⑥ 患了肺结节后怎么办?

答 随着 CT 检查的增多,发现肺小结节的人群也在增多,很多人会问:患了肺小结节怎么办? 答案肯定是去医院看专家门诊。其实,大部分的肺小结节,专家也不是一眼就能判定出它到底是什么性质的。

许多患者对肺结节的第一反应就是小结节到底是不是肿瘤。对于这个问题,我们第一要看一下自己是否属于下面这几种人群:长期吸烟,而且每年超过 30 包;患有肺气肿、慢性阻塞性肺病、间质性肺炎等肺部疾病;曾经从事的职业环境中接触石棉、砷、铍、镉、煤烟等,即个人职业与化工、煤矿、切割大理石等有关,或者长期住在相关场所附近。如果确实符合了上述条件,那么一旦发现就需要特别警惕了。

第二,看小结节内部密度是什么性质的,是实性的、磨玻璃样的还是半实性的,最需要警惕的就是半实性的。

第三,要动态观察肺结节变化。半实性磨玻璃结节恶性的可能性最高,这种结节需要复查 CT 的间隔时间通常为 3 个月,而其他两种则是 6 个月。一般情况下,大于 5 mm 的半实性结节属于高度怀疑对象,而小于 5 mm 的小结节,复查时间间隔可以放宽到 6 个月。如果结节中的半实性成分复查以后仍小于 5 mm,仍需每年复查。如果是多个小结节,那就需要 3 个月左右复查 CT,复查如果没有发现什么变化,以后连续定期复查,如果连续复查 2～4 年仍然没有变化,可以转为常规年度随访。但如果这种半实性结节增大超过 10 mm,恶性可能性则比较大,建议做增强 CT 检查,必要时可考虑活检以求明确其病理性质。

7 **肺结节在男女性别上有差异吗？**

答 我国肿瘤监测数据显示肺癌病人中男女性别之比约为3∶1,而美国肺癌发病率男女之比约为1.8∶1。既往肺癌患者中男性比例较高,且以鳞癌为主,与吸烟有关。造成肺癌发病率男女之间差异的原因可能与不同的工作、生活习惯、生理结构以及不同的体内环境有关。但近年来,40岁以上的女性肺癌的发病率明显升高,其中腺癌占较大比例,因此,在恶性肺结节中病理类型也以腺癌为主。有研究显示,性别是孤立性肺结节良恶性鉴别的独立因素。但也有研究报道,性别在两组间无显著差异,换而言之,恶性肺结节在男女性别上的发病率没有差别。分析其可能的原因有:既往因吸烟而导致的肺鳞癌占肺癌的比重较大,而这部分患者中男性居多,而目前非吸烟女性的肺癌尤其是腺癌发病率显著增加,这可能是导致肺癌患者在性别上没有差异的可能原因。由于缺乏临床大样本量统计分析,目前尚无法准确地判断肺结节恶性率人群在性别分布上的差异。

8 **何为肺磨玻璃影？**

答 近年来,随着高分辨率CT(HRCT)的广泛开展,以云雾状密度增高为特征的肺结节的发现率越来越高,这种云雾状密度增高影看上去像一层打磨过的玻璃,不是很透明,但明显比正常肺组织密度高,但乍看又不特别高,有时甚至要仔细辨认才能看出来。这种影像在医学专业术语上就称为磨玻璃影或者毛玻璃影(两者意思相同)。磨玻璃影结节是肺结节的一种类型。需要说明的是,患者接受胸部CT检查后,医院常常给患者两张或者三张胶片,其中一张并不显示肺而是仅显示心脏组织的胶片,这张胶片叫做纵隔窗,而磨玻璃影在纵隔窗上是看不出来的(如下图 a 为肺窗,可显示磨玻璃结节影;图 b 为纵隔窗,磨玻璃结节不显影)。

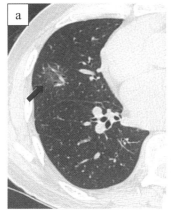
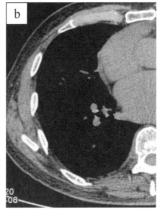
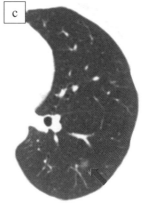

a. 右肺浅淡磨玻璃影

b. 为a图的纵隔窗,磨玻璃结节并不显示

c. 左肺相对较实的磨玻璃影

⑨ 医生说这个小结节是混合性的,什么叫混合性小结节?

答 高分辨率CT上呈现的结节状模糊影上有些可以看到细小的血管及支气管影。整个结节呈磨玻璃样密度且基本均匀一致,称之为纯磨玻璃结节(pGGN);如果磨玻璃结节上出现密度比较高的实性成分,称之为混合性磨玻璃结节(mGGN)。有没有实性成分,影像学医生可以通过肉眼直接辨认确定,也可以通过阅读影像片的电脑工作站对该结节影像放大后测量其 CT 值确认。一般而言,CT 值 < −300 HU 是磨玻璃密度,CT 值 > −300 HU 则多包含有实性成分。有研究发现,实性成分介于 25%~50% 之间的混合性磨玻璃结节多为微浸润腺癌(MIA),实性成分 > 50% 的混合性磨玻璃结节多为浸润腺癌。

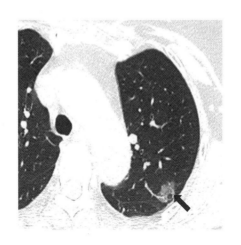

左肺混合磨玻璃影 13 mm×11 mm,有血管侵入,手术病理显示为中分化肺腺癌

⑩ 肺小结节与磨玻璃影之间是什么关系?

答 有部分肺小结节是由磨玻璃影经过较长时间的演变发展而来的。肺磨玻璃影(GGO)是指 CT(特别是 HRCT)上淡片状模糊影,若肺磨玻璃影继续发展,其密度逐渐增高形成比较完整清楚的边界,故称之为磨玻璃结节(GGN)。病灶密度均匀一致,像磨砂玻璃一样,称为纯磨玻璃结节(pGGN);有部分实性成分时,称为混合性磨玻璃结节(mGGN)。部分肺腺癌就是这样经过磨玻璃影(多为不典型腺瘤样增生)、纯磨玻璃结节(多为原位癌)、混合性磨玻璃结节(多为微浸润腺癌)发展到肺实性小结节(多为浸润腺癌)。下图是我们临床诊疗的某位患者磨玻璃影近 3 年的动态变化情况。

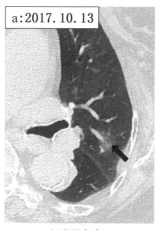
a. 左肺混合磨
玻璃结节

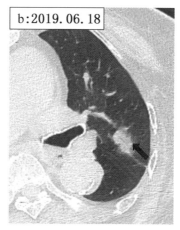
b. 左肺混合磨
玻璃结节

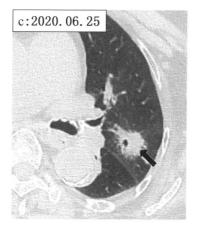
c. 左肺实性结节

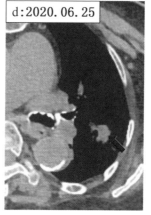
d. 为c图的纵隔
窗,有空泡

患者磨玻璃影动态变化

⑪ 肺结节肯定就是恶性病变么?

答 当然不能这么说。随着多排 CT 的普及和低剂量螺旋 CT 早期

肺癌筛查的开展,肺内直径 < 10 mm 的结节检出率明显提高。肺小结

节大多无临床症状,影像学表现也缺乏特异性,早期定性诊断很困难。但临床医生可以通过分析良恶性小结节的 CT 表现,为肺小结节的诊断提出可能的方向,从而为其下一步的诊疗规划提供可靠的依据。实际上,肺小结节既可以是良性病变也可以是恶性的(就是所谓肺癌)。流行病学调查显示,我国肺结节的总检出率在 20%~80%,其中恶性的检出率不到 5%。有学者通过对所有类型肺小结节的直径、形状、边缘特征、内部结构及密度等研究分析,找出了根据形态学特征鉴别肺结节性质的要点。恶性肺结节的形态特征主要有:边缘不规则、呈分叶状、有棘状突起、短细毛刺征、血管集束征、小泡征、胸膜牵拉征等,一旦发现这些特征,建议请有经验的临床医生对影像进行分析判断。良性肺结节的形态特征主要包括边缘光滑、无血管进入病灶。小结节尤其是含有磨玻璃成分的部分实性结节恶性概率较高,而实性结节恶性概率相对较低。美国梅奥诊所通过分析肺小结节患者的临床特征(如年龄、吸烟史、既往肿瘤病史等)结合形态学分布和表现,得出其恶性程度计算公式——梅奥公式,常常被临床用于辅助判读。已有研究者开发出一些分析软件,对 CT 影像进行三维重建,并对肺小结节形态学特征进行综合评价,目前尚有待积累更多数据进一步提高其判读正确率。此外,也可以联合肺癌标志物、PET-CT(建议 7 mm 以上的肺结节)等进行良恶性综合分析判断。对于单次 CT 检查不能明确良恶性的肺小结节患者,若临床考虑恶性程度不高或随访观察风险较小,可以择期再次行 CT 复查(为减少辐射推荐低剂量螺旋 CT),通过对比前后 CT 影像的动态变化再做出良恶性分析,并进一步决定处理方案。

12 肺小结节的部位与良恶性有关系么?

答 国内外多项研究发现,肺结节的部位与良恶性有关系。分布在两肺上叶的肺小结节恶性程度似乎更高,最终病理诊断为肺癌的可能性也更大。主要有两种计算方法:

方程式 1:经典的梅奥诊所根据流行病学调查所研究出的梅奥公式。

$$恶性概率 = e^x/(1+e^x)$$

$$x = -6.827\,2 + (0.039\,1 \times 年龄) + (0.791\,7 \times 吸烟史) + (1.338\,8 \times 恶性肿瘤) + (0.127\,4 \times 直径) + (1.040\,7 \times 毛刺征) + (0.783\,8 \times 位置)$$

其中,e 是自然对数;年龄按数字计算;如果既往有吸烟史(无论是否已戒除)则为 1,否则为 0;如果 5 年内(含 5 年)有胸外肿瘤史则为 1,否则为 0;结节直径以毫米为单位计算;如果结节边缘有毛刺则为 1,否则为 0;如果肺结节定位在上叶则为 1,否则为 0。

方程式 2:我国也有学者根据发病特征研究出相应的恶性评估公式。

$$恶性预测值(P) = e^z/(1+e^z)$$

$$z = -2.761 + (3.204 \times GGN) + (1.829 \times PSN) + (1.439 \times 位置) + (2.086 \times 毛刺征) + (2.899 \times 分叶) + (2.365 \times 血管穿行征)$$

其中,GGN 为磨玻璃结节,PSN 为部分实性结节。

根据以上公式,可以判断出肺结节恶性程度的概率大小,从而更好地帮助临床医生决定肺结节是应该积极处理还是应该随访观察。肺结节的位置虽然对其良恶性的诊断有一定的参考价值,但也不是绝对判断标准。前文也提到,上叶发生肺癌的概率大于下叶,右肺发生肺癌的概率高于左肺,右肺上叶是肺癌的最好发部位。因此,我们对发生于右肺上叶的结节应给予更多的重视。良性肺结节无特殊好发部位,但一些特殊的良性结节如结核球常见于上叶尖后段和下叶背段,而肉芽肿倾向于分布在外周;邻近肺裂的非钙化结节良性可能性大,而位于肺中叶或肺下叶的胸膜下结节为肺内淋巴结的可能性大。相对于前文所提到的梅奥模型,也有国内学者研究认为,不能通过结节部位来区分良恶性,两者没有相关性。分析其原因,这可能是由于我国是结核高发地区,良性结节中结核病比例较高,而结核与恶性肿瘤一样也好发于肺的上叶,这就造成通过结节部位来区分其良恶性的价值不大。

⑬ 什么样形状的肺结节可能会是恶性的?

答 有研究统计,纯磨玻璃结节、混合性磨玻璃结节、实性小结节的恶性概率分别为18%、63%和7%,因此按密度恶性概率排列是:混合性磨玻璃结节 > 纯磨玻璃结节 > 肺实性小结节。但如果这三种密度结节皆为恶性的前提下,实性小结节恶性程度要远高于前两者。肺实性小结节恶性病变中常见的病理类型是腺癌、鳞癌、小细胞癌、转移癌等。而纯磨玻璃结节、混合性磨玻璃结节病理类型通常是一种恶性程度较低的肺腺癌。

在肺实性小结节中,直径≤5 mm的肺微小结节良性居多,其中直径≤3 mm的实性小结节绝大部分是良性的。

而直径>5 mm的实性结节出现以下征象通常提示恶性可能性较大:

- "分叶征"——结节外形不光整,局部突出呈分叶状(图a);
- "毛刺征"——结节边缘小刺状突起,呈细线状,可密集似毛刷状(图b);

- "锯齿征"——结节边缘的小刺状或小三角形突起呈锯齿状;

- "空泡征"和"空洞"——结节内有空气样低密度影(图 c),空气影 < 5 mm(多为 1~2 mm)称为"空泡",多见于早期肺癌,是未被肿瘤破坏的肺结构;空气影 ≥ 5 mm 的称为空洞,不规则偏心性空洞多见于肺癌(图 d);

- "支气管充气征"——病灶内细条状空气密度影,为病灶内扩张的细支气管;

- "胸膜凹陷征"——病灶周围胸膜向病灶凹陷(图 e);

- "血管集束征"——病灶供血血管增多(图 f)、增粗以及血管受病灶牵拉向病灶移位为血管集束征表现。

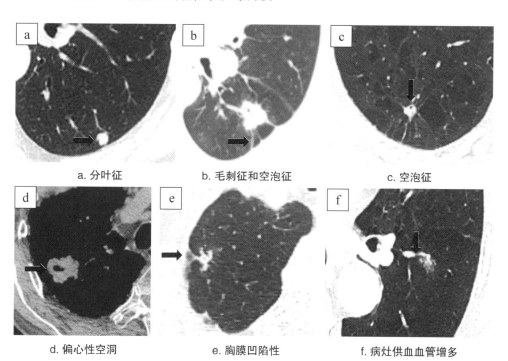

a. 分叶征

b. 毛刺征和空泡征

c. 空泡征

d. 偏心性空洞

e. 胸膜凹陷性

f. 病灶供血血管增多

14 结节上有个"小尾巴"，是不是恶性的？

答 这还得从肺结节的形态上看。医生说的"小尾巴"，通常指的是在CT图像上和结节相连的一个形态类似于细线的结构，这在专业术语上称为"毛刺"。"毛刺"实际上是肺窗上观察到的沿着结节灶边缘处向周围肺实质伸展的发散状、无后续分支的细短线条影。如果是在肿瘤中形成的，则主要是由肿瘤细胞向着邻近的局部淋巴管浸润生长而形成的一种纤维带。以宽度2 mm为界，将"毛刺"＜2 mm者称为细毛刺，而≥2 mm者称为粗毛刺；而在长度上则以5 mm为界，＜5 mm则称为短毛刺，≥5 mm称为长毛刺。如下图a中，结节的边缘就有一个粗长毛刺（即小尾巴），而在图b中就有一个细短的毛刺。那么这种毛刺的长或短、细或粗与结节的性质又有什么关系呢？毛刺细短被称为"毛刺征"，毛刺的边缘会呈现出线状影或者条索状影，由于细短毛刺呈现出发散状并且没有分支，因此与血管影更加容易区分。另外，毛刺是不与胸膜相连的，如果CT影像显示其与胸膜相连则认为是"胸膜凹陷征"，这种情况就更需要加以警惕。大量临床观察发现，"毛刺征"不属于恶性类病变的特异性征象，其在炎性假瘤以及炎性类病变中也会出现；相反，没有

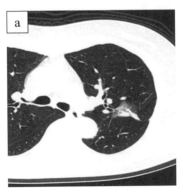

a. 小结节周围毛刺

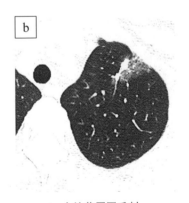

b. 小结节周围毛刺

"尾巴"的结节也不一定就是良性的,其中有不少是恶性的。所以对于结节上的"小尾巴"不能一概而论,需要结合实际情况综合判读结节"尾巴"到底是不是恶性征象。

15 多个肺小结节是不是比单个肺小结节更麻烦?

答 多个肺小结节比单个肺小结节需要考虑的问题更多,但后果不一定更严重。可以从以下两方面来分析:

(1)肺多发实性结节:常见于转移性肿瘤、结节病、硅肺、粟粒性肺结核、真菌感染、肉芽肿性多血管炎等疾病,亦可见于多原发肿瘤(如下图)。需要根据病史、辅助检查、结节影像特点来决定是进一步检查还是随访。

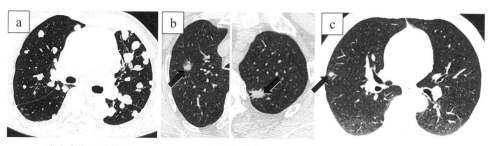

a. 乳腺癌术后肺转移　　　b. 多原发肿瘤(同一　　　c. 粟粒性肺结核(右上肺
　　　　　　　　　　　　　　患者左右拼接)　　　　　 小结节,及两肺粟粒影)

(2)肺多发非实性结节:一般根据病史以及结节大小、形态、部位等决定是进一步检查还是随访。多发直径 < 5 mm 且边界清楚的磨玻璃结节良性概率较大,应采取比较保守的方案,建议第 2 年和第 4 年行胸部 CT 随访;多发微小的磨玻璃病变还应考虑到其他可能,如吸烟者的呼吸性细支气管炎;多发磨玻璃结节,至少一个病变直径 > 5 mm,或有特别突出的病灶(如部分实性,尤其是实性成分 > 5 mm 的磨玻璃结节、> 10 mm 的纯磨玻璃结节、具有毛刺轮廓、空泡征或网格征的不典型的部分实性结节),推荐首次检查后 3 个月 CT 随访,以后至少随访 3 年。若随访过程中病灶大小或密度出现变化或者实性结节出现浸润性病灶特征等均要高度怀疑为恶性,可根据病灶大小、位置决定是否行 PET - CT 检查、肺活检或直接手术。

⑯ 肺结节除了肺癌,还有其他什么可能性?

答 随着体检胸部 CT 的普及,越来越多的无症状肺结节被发现。现在很多人谈"肺结节"色变,其实不用那么紧张,体检发现的肺结节大部分都是良性的。2011 年 8 月《新英格兰医学杂志》发表了一个由美国癌症研究所及美国肺癌筛查研究小组来执行的临床随机研究结果。该研究的题目是"低剂量 CT 筛查肺癌可降低肺癌的死亡率",共纳入 53 454 例高危患者,随机分为两组:每年接受低剂量 CT 筛查组与常规胸部透视组。研究结果表明,低剂量 CT 筛查组 3 年内肺癌的阳性率是 24.2%,而常规胸部透视组阳性率仅为 6.9%;且低剂量 CT 筛查组阳性病例中,有 96.4% 是假阳性。这个结果告诉我们体检发现的肺结节大概只有 3.6% 真阳性是肺癌。

除了肺癌、肺结节还常见于下列疾病:

(1)肿瘤性:转移瘤、原发肺淋巴瘤、不典型腺瘤样增生(AAH)、错构瘤、硬化性肺泡细胞瘤、结缔组织和神经肿瘤,包括脂肪瘤、纤维瘤、软骨瘤、神经纤维瘤及肉瘤等。

(2)感染性:肉芽肿、结核、组织胞浆菌、隐球菌、酵母菌、球孢子菌、球形肺炎、肺脓肿及包囊虫病等。

(3)非感染性:类风湿性关节炎、肉芽肿性多血管炎、淋巴瘤样肉芽肿、结节病、类脂性肺炎及白塞氏病等。

（4）先天性：动静脉畸形、肺隔离症、肺囊肿及支气管闭锁并黏液嵌塞等。

（5）其他：机化性肺炎、肺梗死、球形肺不张、肺内淋巴结及局灶性出血等。

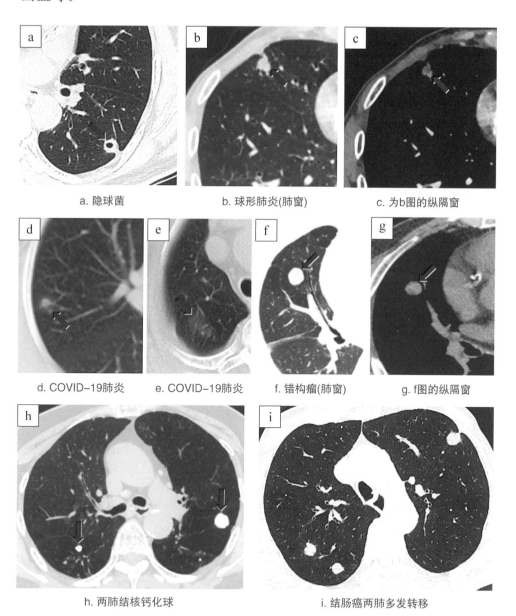

a. 隐球菌　　　　　　b. 球形肺炎(肺窗)　　　　　c. 为b图的纵隔窗

d. COVID-19肺炎　e. COVID-19肺炎　f. 错构瘤(肺窗)　g. f图的纵隔窗

h. 两肺结核钙化球　　　　　　i. 结肠癌两肺多发转移

17 不同种类肺结节恶性概率的评估主要考虑哪些因素?

答 随着人们自我保健意识的增强以及胸部 CT 的普及,早期发现的肺内小结节越来越多,如何判定肺结节的良恶性,需要结合肺结节的胸部 CT 影像学特征和患者自身的危险因素进行综合判断评估,具体如下:

(1) 患者自身的危险因素:根据患者临床特征分为低危、中危和高危人群,高危人群肺结节恶性的可能性相对较大。

① 高危人群:高危指年长(> 60 岁)、重度吸烟(每天大于 1 包)、有肿瘤家族史、有慢性阻塞性肺病史、有职业病史(特别是石棉接触史,主要有建筑行业、造纸行业、开采等)。

② 低危人群:指年轻(< 45 岁)、不吸烟、无肿瘤家族史、无职业病史、无慢性阻塞性肺疾病史。

③ 中危人群:介于高危与低危两者之间。

(2) 胸部 CT 影像学特征

① 结节的大小:一般而言,结节越大,恶性的可能性就越大。

② 结节的密度:一般恶性概率排序为:混合结节 > 纯磨玻璃结节 > 实性结节。

③ 结节的形状:恶性形态包括肺结节分叶、周围短毛刺、边界不规则、胸膜凹陷征等。

④ 影像学资料动态比较:如逐渐增大则恶性的可能性就越大。

18　如何才能发现早期肺癌呢?

答　就全球的肿瘤发病率而言,肺癌虽位居第二,但仍是死亡率最高的恶性肿瘤,每年死亡人数达 140 万,占所有恶性肿瘤死亡人数的 18%。英国著名肿瘤学家 Peto 教授 1998 年预言,如果中国不及时控制吸烟并治理空气污染,到 2025 年每年新发肺癌患者将超过 100 万。我国约 75% 的肺癌患者在诊断时已属晚期,5 年生存率仅约为 15.6%,这一现状与缺乏早期筛查有很大关系。早期肺癌(即 I 期)如果能够及时发现并进行手术治疗,5 年生存率达 80% 以上,但如果发现时已经是中期(即 II 期),即使再进行手术,5 年生存率也不到 20%。

目前胸部 CT 检查已被公认是显示肺部病变最敏感的影像学检查方法。随着胸部影像学技术的发展,以前 X 线片或厚层 CT 难以发现的肺内细小病灶通过 HRCT 都能够清楚地筛查出来。但并不是所有人都需要每年常规进行 CT 检查,只有那些高危人群需要每年进行低剂量 CT 检查,包括:

① 吸烟指数大于 400 年·支(每天吸烟支数×吸烟年数);

② 有高危职业接触史(如接触石棉等工业有害物质);

③ 有肺癌家族史;

④ 年龄大于 45 岁。

满足一条以上的人群就需要每年进行 CT 筛查。对于健康人而言,肺小结节的检出常常提示要警惕原发恶性肿瘤,而对于有恶性肿瘤病史的患者而言,肺小结节则可能提示肺部转移瘤的出现。

19 中医如何看待"肺小结节"?

答 肺小结节是现代医学发展过程中,做胸部 CT 检查时发现肺部有结节影,患者临床上可能不存在症状。在中医文献中并没有"肺小结节"的记载,但肺小结节长大成肿块后可归于"肺积"的范畴,可以认为肺小结节与"肺积"的病因病机类似。病因包括:嗜好烟酒、饮食不节、情志抑郁、操劳过度等,对身体正气的长期消耗,脏腑功能失调,代谢功能紊乱,形成肝郁气滞,肺气不宣,脾虚生湿,肾阳亏虚,痰湿凝聚等导致气血运行不畅,痰瘀互结从而产生肺小结节。中医是从整体入手,根据临床症状及体征,分析病因病机,做出临床分型,再遣方用药。在治疗上中医有其独特的优势,通过调理脏腑机能、疏肝理气、健脾补肺、养阴益气、化痰通络、软坚散结等方法,以达到扶气祛邪,缩小或消除结节的目的。

20 肺小结节的中医辨证分型有哪些?

答 中医根据临床表现的不同,对肺结节的辨证大致可分为四种类型:

(1) 肝郁气滞,上焦郁热

多表现为胸胁满闷,心烦易躁,纳差呕恶,夜寐不安,舌红少津,苔微黄,脉弦数。治疗予疏肝行气,清宣郁热。常用药物:柴胡、黄芩、郁金、陈皮、半夏、栀子、赤芍、甘草、合欢皮等。

(2) 气阴两虚,瘀血阻滞

多表现为疲倦乏力,口咽干燥,口渴欲饮,胸闷或有隐痛,咳嗽或痰夹血丝,舌淡或黯,苔薄,脉细弱。治疗予益气养阴,活血通络。常用药物:太子参、麦冬、五味子、生地黄、桃仁、红花、枳壳、川芎、甘草等。

（3）脾肺两虚，痰湿互结

多表现为胸闷乏力，咳嗽痰多色白，纳差，大便黏滞，肢体沉重，舌淡苔厚腻，脉小滑。治疗予健脾化湿，祛痰利肺。常用药物：党参、黄芪、茯苓、白术、陈皮、半夏、厚朴、干姜、山药、薏仁等。

（4）脾肾阳虚，三焦壅阻

多表现为腰酸耳鸣，失眠多梦，神倦困乏，四肢不温，尿频便稀，舌淡苔薄，脉沉弱。治疗予温补脾肾，疏通三焦。常用药物：附子、干姜、人参、熟地、山萸肉、泽泻、茯苓、肉桂、当归、赤芍、紫丹参等。

此外，肺小结节除了中医辨证分型论治，还可以"辨病"应用一些有软坚散结作用的药物以增加疗效。常用药物有川贝母、夏枯草、薏仁、山慈姑、煅牡蛎、半枝莲等。

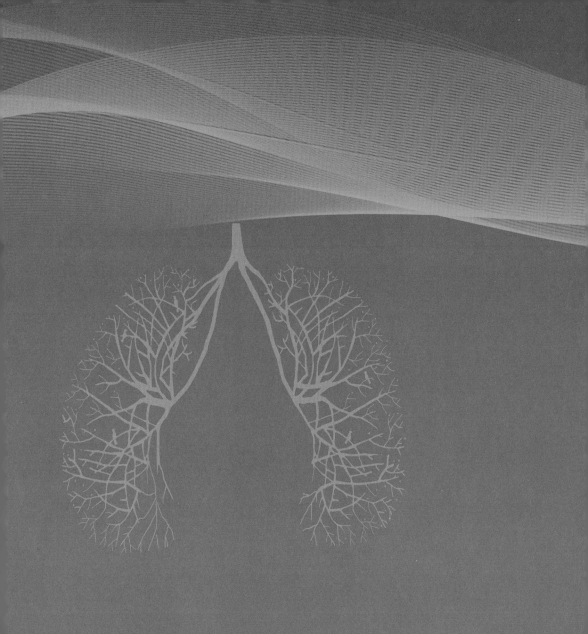

Ⅱ
原因篇

导引病例

2017 年 12 月 14 日，赵女士在单位体检做胸部 CT 时（图 a），右上肺发现一个直径 4 mm 的纯磨玻璃小结节，局部叶间胸膜有增厚，在门诊会诊她的 CT 片时，她很紧张地问我：这个结节会是早期肺癌吗？需不需要手术切除？我与呼吸科及胸外科医生为她进行多学科会诊后告诉她：这个纯磨玻璃小结节比较小，暂时考虑慢性炎症的可能性比较大，等 6 个月复查，若磨玻璃小结节有吸收，考虑是炎性的，若没有吸收，可能是不典型腺瘤样增生。6 个月后的 2018 年 5 月 30 日，她做了一次胸部 CT 复查（图 b），这个右上肺纯磨玻璃小结节，直径 2.3 mm，较前明显缩小。我告诉她，右上肺磨玻璃小结节，较前明显吸收，基本上考虑是慢性炎症。约一年半后的 2019 年 4 月 3 日再次复查胸部 CT（图 c），右上肺纯磨玻璃小结节已吸收消失，证实了我们先前的判断，赵女士悬着的一颗心终于放下了。

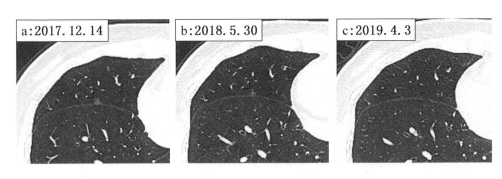

a:2017.12.14　　b:2018.5.30　　c:2019.4.3

病例点评

在正常人群胸部 CT 检查中，有 30% 以上会检出肺结节，但其中绝大多数(90%以上)是良性的。只有极少数是早期肺癌。对于肺实性结节来说,它的形成原因绝大部分是感染性的,少部分是肺良性肿瘤,如错构瘤、硬化性肺泡细胞瘤等,当然,也有极少部分是恶性肿瘤。一般来说,常见的直径≤3 mm的实性小结节,绝大部分是良性的,主要是感染性肉芽肿(细菌性、结核性、真菌性)及肺内淋巴结。对于肺磨玻璃结节来说,它可能是癌前病变或早期肺癌、慢性间质性肺炎、肺出血等,我们一般建议病人动态随访观察(3个月后、6个月后、12个月后复查胸部CT)。肺磨玻璃结节:如果是肺出血,一般在一周内很快吸收;如果是肺慢性间质性炎症,会在一周至数周后吸收甚至消失;肺磨玻璃结节如果动态随访过程中始终存在,需要在随访复查中观察它的变化才能确定它的性质。

① 肺结节是怎么形成的?

答 无论是健康人群体检还是患者诊治检查时看到影像学报告肺结节,常常要问肺结节究竟是怎么形成的。我们要清楚肺结节的本质,肺结节是一种影像学上的变化,这种变化可以是多种不同疾病的表现,如结核球、炎性假瘤、肺曲菌球、肺错构瘤、局灶性纤维化、腺瘤样增生等等,也可以是一些良性肿瘤,如错构瘤、脂肪瘤等,当然也包括恶性肿瘤。既然有这么多种疾病都可以在影像上表现为肺结节,那么不同疾病形成肺结节的原因及过程就不一样了。比如结核球的形成,是因为结核菌感染在肺部造成渗出、增生甚至坏死,这些过程长期相互交错导致各种炎性细胞、免疫细胞及纤维组织聚集在局部,最后表现为肺部结节。比如腺瘤样增生,则是由于不典型上皮细胞衬覆于肺泡壁所致,这种病灶通常呈单排、不具有恶性生长的侵袭性,属于不典型的细胞局限性增生,也没有间质性炎症和纤维化改变。再比如错构瘤,它是支气管的部分组织在胚胎发育时出现了错误的组合排列,结果形成了部分肺组织在数量、结构和成熟程度上的错乱,是正常组织不正常发育形成的类瘤样畸形,通常生长缓慢或在一定时期内不生长。实际上,年度常规体检中经常会遇到肺结节的情况,95%以上都是良性的,恶性的比例在所有肺结节中还是较低的。

2 吸烟与恶性肺结节关系到底有多大?

答 毋庸置疑,关系非常大。吸烟是导致肺癌的最常见原因,80%~90%以上的肺癌是由于主动吸烟或被动吸烟所致。与非吸烟者相比,吸烟者发生肺癌的平均危险性要增高10倍,重度吸烟者可高达10~25倍。有数据显示,在2020年全球癌症死亡病例(996万例)中,因肺癌死亡的约有180万例,占比高达18%,远远超过其他癌症类型。在我国,肺癌是发病率和死亡率皆位居第一的癌症,全年发病82万例,占癌症总数的18%,死亡71万例,占癌症致死总数的24%。研究表明,我国目前导致肺癌发病的危险因素主要包括吸烟、二手烟、室内外空气污染以及食用红肉、加工肉类和酒精饮料等,其中长期大量吸烟是目前造成肺癌高发的主要原因,烟草为A级致癌物。

我国共有3.16亿烟民,同时有7.4亿人在遭受二手烟和三手烟的暴露。如此庞大的吸烟人群以及众多人群被动遭受二手烟和三手烟的暴露,让更多的呼吸系统疾病,尤其是肺癌的发病率逐年上升。烟草中有7 000多种化学物质,数百种有害物质,其中明确的致癌物质有69种,最为人熟知的有尼古丁、苯并芘、亚硝胺、一氧化碳、放射性元素、重金属等。通常用吸烟指数来评估烟民的吸烟程度:

吸烟指数 ＝ 每天的吸烟支数 × 吸烟年数

比如每天吸烟 20 支,连续吸烟 20 年,吸烟指数 ＝ 400 年·支,我们把吸烟指数超过 400 年·支的这些烟民定义为"肺癌的高危人群"。近几年,不吸烟女性的肺腺癌发病率在不断上升,这可能与其长期暴露于二手烟或三手烟及厨房油烟环境相关,导致她们也成为肺癌的高危人群。

如果长期吸烟的结果是烟雾中的致癌物质反复刺激支气管黏膜和腺体,导致发生肺癌的危险性越来越高。吸烟量与肺癌发生关系非常密切,呈量-效关系。开始吸烟的年龄越小,吸烟时间越长,吸烟量越大,肺癌的发生率就越高。

癌症的形成本质上是基因突变的结果,每个癌细胞可能有多个基因突变。最近的一项研究结果显示,吸烟患肺癌人群中基因突变的数目是非吸烟者的 10 倍以上。癌细胞发生基因突变的数目越多,便越利于变化逃避药物,因此大多数肺癌患者化疗药物治疗很难达到根治。

此外,肺癌不仅有基因突变的数目问题,更重要的还有基因突变的种类问题。肺癌中最常见的"驱动突变"基因有 3 个:EGFR、KRAS 和 ALK,吸烟者肺癌中主要是 KRAS 突变,而非吸烟者肺癌则主要是 EGFR 和 ALK 突变。针对 EGFR 和 ALK 突变,近几年研发出了多个疗效显著的小分子靶向药物,针对 KRAS 突变目前尚未有明确的靶向药物。存在基因突变明确靶点的肺癌患者接受靶向药物的治疗效果远胜于化疗,也可以避免化疗药物对骨髓抑制和消化道反应等严重毒副作用。使用靶向 EGFR 和 ALK 药物的肺癌患者,生活质量和生存率明显优于无靶点治疗患者。

需要特别强调的是,大量研究表明戒烟能显著降低肺癌的发病率,且戒烟越早肺癌发病率降低就越明显。很显然,戒烟是预防肺癌最重要的途径之一。

③ 二手烟会不会增加肺结节形成的机会？

答 我国有 72.4% 非吸烟者暴露于二手烟,这对于非吸烟者发生肺癌有不可忽略的影响。烟草燃烧后产生的气体混合物称为烟草烟雾,吸烟者除了自己吸入烟草烟雾外,还会向空气中播散烟雾形成所谓的二手烟。二手烟中含有大量的有害物质,其中也包括了一些致癌物。大量研究证实,即使短时间内生活在二手烟环境下也会对人体的健康造成很大的危害,二手烟可以导致烟味反感、鼻部刺激症状、打喷嚏、呛咳等呼吸道症状,也可以导致呼吸系统疾病,如肺功能下降、支气管哮喘、慢性阻塞性肺病及鼻窦炎等,还可以导致一些心脑血管疾病,如冠心病、动脉粥样硬化及脑梗死等。研究表明,长期暴露在二手烟环境下可以导致乳腺癌、鼻窦癌及肺癌等。室内加装排风扇及空调装置可在一定程度上降低二手烟的残留量,但还是无法完全避开其危害,唯一有效避免二手烟的措施就是在室内彻底禁烟。有人对非主动吸烟者的胸部 CT 影像资料统计发现,近 40% 的成人出现肺结节,其中男性占 55%,女性占 45%;而长期接触二手烟者占比 60%,接触较少或基本不接触二手烟者占比则为 40%。另外,长期接触二手烟人群的肺结节平均数目为 2.3 个,而不接触者为 1.3 个,这说明二手烟接触确实能够增加肺结节形成的机会。在一些发达国家或地区,室内禁烟已经有法律明文规定,目前国内的一些宾馆饭店也在逐渐推行,但要完全达到室内禁烟目标还需要一个过程。

吸烟与肺癌的所有病理类型皆存在相性关,尤其与肺鳞癌、小细胞肺癌关系至为密切。近年来我国男性肺癌病理类型仍以鳞癌为主,但其比例有所下降,而腺癌比例有上升的趋势,病理类型的变化是由于"低焦油"烟草及"过滤香烟"的使用,使得烟草成分更易到达肺部外周和肺泡,从而导致了周围性肺腺癌发病率有所上升。目前我国女性肺癌病理类型以腺癌为主,由于女性吸烟率低,因此研究者认为女性肺腺癌发病率的上升可能与二手烟有密切关系。

④ 什么是三手烟？有促进恶性肺结节形成的危险吗？

答 三手烟是指香烟燃烧时释放的粒子和气体依附在墙壁、衣服、椅垫、地毯或吸烟者头发和皮肤上而残留的气体或物质。即使在烟熄灭后 6 小时,室内的各个物体表面仍然残留有毒物质的混合体,即"三手烟"。不少家庭的吸烟人会被"请"到阳台去,岂不知,这只是把"二手烟"变成"三手烟"而已,其危害仍然存在。它会发散、滞留在烟灰缸、车内、墙壁、家具、衣服、毛发、地毯上,而且开窗换气并不会使三手烟烟消云散,即便关上厨房门在油烟机下抽烟或者去阳台开窗抽烟,吸烟者回到室内仍会将混合有氢氰酸、丁烷、甲苯、砷、铅、一氧化碳、钋-210 等高度致癌化合物的三手烟带回来。可以说,三手烟是开窗吹不走的烟草残余物。

三手烟的毒性成分主要来自于二手烟残余化合物,其中有些化合物已经被广泛研究过并证明其有害。目前三手烟中已发现的烟草特有亚硝胺(NNK 和 NNN)、多环芳烃和苯均为国际癌症研究署明确的致癌物。杭渤及其合作者在 2013 年评估了三手烟对体外人体细胞株的遗传毒性,在他们的体外试验中发现,接近真实环境浓度的三手烟可导致细胞核内 DNA 链断裂和碱基的氧化性损伤,可见三手烟也有强力致癌性。

一项测定屋尘中 NNK 和 NNN 的水平对儿童影响的国外研究发现,此类物质对儿童(1～6 岁)的致癌风险远超预料,说明三手烟暴露可对儿童产生潜在的、严重的长期不良后果。美国哈佛大学医学院研究认为,儿童喜欢到处乱摸并把手指放在嘴里,或用舌头舔各种物体,这其中存在的三手烟毒性物对儿童造成的危害要比成年人大 20 倍以上。家庭主妇、旅馆和家庭服务人员由于接触旅馆和家庭中各种物体的机会比较多,也是三手烟的主要受害者。

5 从不吸烟为什么也会患上恶性肺结节?

答 近 20 年来,肺部肿瘤发生率呈现高态势上升,根据 WHO 国际癌症研究中心报告的数据,全球每年大约有 180 万新发肺癌病例,是癌症领域的"头号杀手"。肺癌发生率如此之高的具体原因还不是十分清楚,但现有的相关研究数据表明,非吸烟者发生肺癌主要与下列因素有关:

(1) 二手烟:我国有 7.4 亿非吸烟者暴露于二手烟环境,虽然二手烟与主动吸烟有很大不同,但二手烟在很大程度上会增加室内空气污染颗粒物的含量,形成类似于主动吸烟的状态。在一项非吸烟人群肺癌风险评估的研究中发现,发生肺癌的人群中有 47% 是非吸烟人群,而在非吸烟人群肺癌中有 75% 是女性患者,她们大部分都有二手烟接触史,来自父亲、兄弟或是配偶,且在她们生命的早期阶段,二手烟的接触率可高达 75%。

(2) 大气污染:空气污染已经成为相当重要的公共卫生问题,雾霾天气对呼吸系统的不良影响严重妨碍了人们的日常生活。研究发现,空气污染是导致肺癌死亡的重要危险因素,长期暴露于空气污染颗粒物尤其是 PM 2.5 与肺癌的死亡率成线性关系,全球肺癌死亡病例中大约有13% 要归咎于空气颗粒物污染。

(3) 室内空气污染:我国特有的饮食制作方式所产生的大量厨房烹

钍油烟已经成为严重的室内环境污染物之一,WHO 已将其归为室内致癌污染物之列,详见本篇第 6、第 8 问。

(4)特殊职业:职业暴露在肺癌病因中也起着重要作用,一些特殊职业中接触到的有机溶剂、油漆与稀释剂、焊接、烟雾及烟尘等皆会增加非吸烟人群肺癌的发病风险,各种类的石棉包括青石棉、铁石棉等都是致癌物。

(5)各种压力:现代社会人们工作、生活中普遍存在各种压力,压力是一种广泛存在心理和情绪上的体验,压力的不断累积对人体产生各种不良影响,可导致包括癌症在内的疾病生成。高追求压力、经济压力及职务职称晋升压力等,皆会导致肺癌患病风险的增加,两者之间存在时间效应趋势。总之,源于上述多种因素,再加上可能存在的家族遗传因素共同构成了非吸烟者罹患肺恶性结节的成因。

⑥ 何为氡气? 氡气暴露会不会增加肺恶性结节形成的机会?

答 氡气是一种天然的放射性气体,无色无味,看不见也摸不着。氡-222 是一个天然辐射源,它主要由泥土及岩石中的铀-238 衰变产生,其半衰期为 3.82 天,密度比空气高 7~8 倍,在空气中易受风速、气温和湿度的影响。在日常生活中,氡-222 主要产生于房屋的土壤环境、建筑装潢材料中,从地面或墙面散发至空气中,若室内空气不流动,氡气便会积聚在室内,可以说氡"无处不在"。研究表明,在密闭的室内空气中氡处于高浓度水平(最大值可高达 $6\ 000\ Bq/m^3$),通风 5 小时后浓度便可降到较低水平。氡-222 经过衰变后产生的子体为重金属固体微粒,90% 以上能与空气中的气溶胶粒子吸附,吸入气道后再经呼吸道黏膜进入人体。因其具有较强的水溶性和脂溶性，可在体内存留较长时间。我国规定，Ⅰ类民用建筑室内氡浓度最大限值为 200 Bq/m³（GB 50325—2010）。一些国家的监测数据表明，氡-222 的放射性衰变产物所引起的室内照射剂量占到所有非医疗电离辐射照射剂量的 50%，氡气的接触量与肺癌形成的风险成正比例关系，如果生活环境中的氡气含量超过 100 Bq/m³，则肺癌的罹患风险增加 16%，而氡气暴露则为我国肺癌死亡归因占比达 3.8%。美国发布的数据显示，氡-222 这种有害气体每年可导致 2 万人罹患肺癌。因此，居住环境中氡气的含量过高已经成为重要的公共卫生安全问题。为此，我们建议在家庭装修时使用的材料必须尽量环保，装修后一定要对室内空气进行检测，不要急于入住，且日常生活中应该保持室内空气流通，从而降低室内氡气的浓度。

7 恶性肺结节有遗传性吗？

答 前面我们谈过，多种疾病包括炎症、结核及肺癌等都可以在影像上表现为肺结节。仅就炎症或者肺结核而言，这些感染性因素所形成的结节毫无疑问与遗传因素没有关联。但如果是恶性肺结节，就比较特殊了，因为这涉及肺癌形成本身是否具有遗传性的问题。

有数据显示，重度吸烟者中仅 11% 罹患肺癌，基因敏感性可能是其中的影响因素，肺癌发病具有家族聚集性的倾向，但同样的家族成员，暴露于相似的环境和生活方式下，最终是否发生肺癌则具有很大的个体差异性，这种差异的原因主要是由遗传因素所造成的。早在 21 世纪初，我国就有学者做过这方面的研究：在控制了慢性阻塞性肺病、吸烟史等混杂因素的影响后，单纯从肺癌遗传学的角度分析遗传因素在肺癌发生过程中的作用。结果发现，肺癌的发生受到遗传因素的影响很大，尤其是这些混杂因素被剔除后,遗传因素在肺癌形成过程中起的作用更大。肺癌先证者(家庭中最先罹患肺癌者)的亲属(父母、兄弟姐妹)患肺癌的危险性是配偶家系亲属(父母、兄弟姐妹)的近 2 倍,先证家系的双亲患肺癌和女性亲属患肺癌的危险分别是配偶家系双亲和女性亲属的 2.5 倍以上。此外,有研究还发现,遗传因素在女性肺癌发病的过程中所起的作用要比男性大,尤其是女性亲属对女性发病的影响更大。国外也有类似研究显示,肺癌具有家族聚集倾向,尤其是女性亲属对肺癌的遗传影响作用比较大,这就佐证了遗传因素在肺癌发生中的重要性。此外,近年由冰岛、法国、美国等多国科学家开展的独立研究发现,人类 DNA 链上存在一个特殊标记会增加肺癌的风险,这些特殊标记的相关基因是直接导致肺癌,还是通过使人们对烟草轻易成瘾而达到这一目的,尚无定论,但可以肯定的是这些特殊标记在肺癌形成过程中发挥一定的作用。总之,遗传因素在肺癌的形成过程中起到了重要作用,当然环境因素也是不可忽略的,包括生活方式在肺癌的形成中所起到的作用也是极其重要的。

⑧ 肺恶性结节与长期厨房作业有关吗?

答 研究发现,没有独立厨房的人群与有独立厨房的人群相比,会增加肺癌的发病风险。厨房没有通风设备,是肺癌发生的一个危险因素,每天烹饪超过 2 次的人群肺癌发病风险是不进行烹饪人群的 3 倍。这项研究还观察了长期使用不同的燃料对肺癌发生所产生的影响,结果发现,那些长期使用普通固体燃料(煤块、蜂窝煤及木柴)的人群肺癌发生率是使用清洁环保燃料的 4 倍且非清洁燃料污染与肺癌的发生存在剂量关系,即非清洁燃料使用时间越长、使用量越大则发生肺癌的风险越高。也有研究发现,暴露于室内空气污染会增加肺癌的发病风险,并且在非吸烟人群中也存在明显的暴露反应关系。所有这些研究结果表明,长期在厨房作业、高温烹饪及使用不清洁燃料等都可能是肺部恶性结节形成的原因。早在 20 世纪,我国就有学者研究报道,无论是上海地区厨房使用的菜籽油,还是东北地区使用的豆油,又或是我国台湾地区使用的花生油,在炒菜和油炸食品过程中产生的油烟与肺癌的发生均呈正相关。

9 糖尿病会不会是肺结节形成的原因?

答 许多研究证实,糖尿病是心、脑血管疾病及慢性肾衰竭的重要原因。糖尿病作为快速增长的慢性非传染性疾病,在全球范围内近 20 年来其发病率显著升高,且发病年龄不断提前,我国有超过 1 亿人口罹患糖尿病。大量研究表明,糖尿病患者在血糖控制不佳的情况下,其血液黏度增加、免疫细胞活力下降,长此以往便会导致心、脑、肾的血管发生相应病变,从而导致机体免疫功能明显下降。由此,肺部感染的发生概率会明显上升,典型的例子就是糖尿病患者合并肺结核的比例显著高于其他人群。此外,在糖尿病患者中肺部难治性感染及复发性感染的比例也是明显增高的。肺部结核感染及肺部复发性感染都是肺结节形成的重要原因。

国内外关于糖尿病合并肺癌的流行病学研究认为,糖尿病会增加肺癌的发生风险。至于糖尿病为什么会导致肺癌发生,目前还不是十分清楚。许多研究发现,糖尿病产生的炎性反应在机体免疫系统与恶性肿瘤相互作用中起了重要作用,糖尿病患者每增加 1 岁,其发生肺癌的概率就会增加 1.04 倍,且合并有糖尿病家族史的患者肺癌发生率是无糖尿病家族史患者的 1.23 倍。因此,对糖尿病患者,尤其对有糖尿病家族史的患者,要特别加强肺癌的相关检查、随访及观察。因此,糖尿病会导致肺结节形成的机会增加,且恶性结节的概率也升高。

🔟 熬夜会不会导致肺结节产生?

答 这个问题还是得从肺结节形成的原因说起。肺结节是我们在胸部 CT 影像上看到的一个异常图像表现,而这个异常图像可能是正在发生中的炎症,也可能是某种特殊感染以后留下的瘢痕,又或可能是肺部生长发育过程中细支气管结构特殊的变化,当然也可能是某个阶段的良、恶性肿瘤。而形成这些变化的原因,各有其自身的特殊性,比如气道炎症多由于某阶段机体抵抗力低下导致的病原体的感染,呈结节状的小结核球便与结核菌感染有关;而如果是良、恶性肿瘤,尤其是恶性肿瘤则是多因素、多阶段的一个形成过程,与长期吸烟、各种压力、室内外空气污染、呼吸道疾病史以及家族遗传史等相关。生活习惯中的熬夜问题,是很多人平时不太注意的,尤其是年轻的白领一族,在夜间加班工作或是看球赛、刷手机、玩游戏等。要知道,每个生物体都有其自身的生物钟,在每天的一定时间段,其机体变化有其自身的规律,包括激素分泌水平、各种细胞的代谢状况以及各种免疫细胞的活性水平等。如果人体生物钟长期受到影响必然会波及机体的相应免疫调节能力,从而导致包括呼吸道感染在内的疾病发生。因此,熬夜在一定程度上会增加肺结节的发生概率。

11 经常感冒会容易患上肺结节么?

答 前面我们谈到,肺结节是胸部 CT 影像的异常图像表现,既可以是炎症留下的瘢痕,也可以是良性肿瘤、机化性肺炎、细支气管畸形、霉菌感染或者结核球等等,这些异常图像本质上讲都是良性的。人们的日常生活中,难免会出现一些小毛小病,比如伤风感冒、头疼脑热等,那么这些小毛病,尤其是经常感冒是否容易导致肺结节呢? 一般说来,通常所说的感冒是上呼吸道的感染,上呼吸道指的是从鼻腔到声带这段结构,一旦被呼吸道病毒感染常常会出现发热、鼻塞、流涕、咳嗽甚至黄痰等症状,经过一段时间后症状可以减轻或消失,当然如果及时就诊治疗,可能会恢复得快些,这种情况通常不会波及下呼吸道。部分患者免疫力偏低、持续劳累或未及时就诊等因素可能会导致下呼吸道感染,甚至出现肺炎,经过适当治疗后也是可以完全恢复的,通常不会在肺部留下瘢痕,因此,一般不会在肺部形成结节。甚至有学者研究发现,偶尔有点感冒、发热等可以对机体免疫功能起到一定的激发促进作用。

12 50 岁左右的人肺小结节恶性的可能更大吗?

答 这样说有一定依据,但不完全确切。肿瘤的发生是外界致癌因子长期作用于机体,不断刺激使细胞失去正常生长的调控,而形成克隆性增殖,最终形成肿瘤。这是一个长期、慢性影响过程,随着年龄的增长致癌因子在机体累积时间就越久,癌症发生的可能性也就越大。我国肿瘤监测数据显示,肿瘤的发病率在 40 岁以后开始快速升高,至 80 岁年龄组达到高峰。肺癌目前是全球发病率位居第二位的恶性肿瘤,在 40 岁以后其发病率也逐年增高。根据前面肺结节恶性程度的判断公式可知,肺结节的年龄与良恶性亦有关系,随着年龄的增长肺结节恶性的可能性会增加。美国顶级诊疗中心——梅奥诊所根据流行病学调查研究得出结论,随着年龄的增大肺结节的恶性可能性也是逐渐增高的。但除了年龄以外,患者是否吸烟,既往是否有恶性肿瘤的病史,肺结节的大小、形态、位置、变化趋势、是否从事一些肺癌高发的职业等很多因素共同决定了肺结节的良恶性可能。尽管流行病学调查显示肺癌中50多岁年龄组占比较高,这与该年龄组人群基数大、检查积极等多种社会因素也有相关性。

13 有人说肺恶性结节与使用手机有关,有根据吗?

答 当今是电子通信业高度发达的时代,我国的手机普及率早已超过欧美发达国家,那么在使用手机的过程中对我们的身体到底有没有危害? 在物理学概念中,将强度可以使组织发热而不足以引起电离的射频辐射称为"非电离辐射",我们日常生活中所使用的手机发射的信号频率即属于"非电离辐射"。至于这种非电离辐射是否会导致肿瘤的发生,这个争论已经持续了几十年。一些流行病学研究人员通过观察发现,频繁使用手机与某些癌症之间存在一定的联系,但是进一步的动物研究并没有得到有力的支持证据。目前可以明确的是,长期暴露于大剂量电离辐射可以导致肺癌的发生,在日本广岛存在原子弹释放的中子和 α 射线,即与当地肺癌高发相关。有研究报道,长期暴露于射频电磁场与淋巴瘤、脑瘤的发生有一定的关系。不过,物理学家提出"非电离辐射没有足够的能量来释放电子,所以它不能引起肿瘤发生"。还有研究发现,无论是极低频电磁场还是射频辐射,长期反复暴露都有可能直接破坏机体的DNA,从而导致机体细胞的代谢发生异常。事实上,在我们日常生活中电磁辐射时时刻刻都存在,大到打雷闪电、高压输电线,小到家用电视机、电脑、微波炉、手机、空调、吸尘器等都会产生电磁辐射。短期、少量及较低剂量的电磁辐射对人体影响很小,但如果长期受辐射则会引起失眠、短暂失忆、暴躁及抑郁等症状,还会使血液、淋巴液和细胞原生质发生改变,导致白细胞减少、免疫功能下降等,从而影响人体循环、生殖和代谢功能等。

由于电子通信技术的迅速发展,人们暴露于环境辐射的概率与强度也在不断增加。这些"非电离辐射"可导致人类、动物和细胞发生生物学效应,从而引起癌症风险的增加。总的来说,"非电离辐射"对健康是有害的,尤其对于儿童来说比成人更为敏感。但至今为止,尚未有足够的证据证明,肺部恶性结节与手机的使用有明确关联性。

14 肺恶性结节与饮食结构有关吗?

答 众所周知,环境污染会导致和加重一些慢性呼吸道疾病。那么饮食结构与肺恶性结节之间的关系如何呢? 国外研究表明,饮酒会增加肺癌发生的风险,原因是乙醇可导致肝损伤,引起性激素水平升高、叶酸缺乏,从而产生致癌作用。烟熏类食品含有较多的苯并芘等多环芳烃类有机物,这些有机物可通过食管和皮肤等途径进入人体。糖和脂肪在高温环境下也会形成苯并芘,而蛋白质和某些氨基酸经高温油炸后,会形成一种热解衍生物二氮,其致癌作用是苯并芘的100倍。此外,这些烟熏类食物中丙烯酰胺也是一种很强的致癌物。有人喜欢吃腌制食品,其实腌制品中的亚硝酸盐具有强氧化作用,会增加肺癌发生的风险。总之,不健康的饮食习惯会使肺恶性结节的发病风险显著上升。

此外,有研究发现,类胡萝卜素、维生素D、维生素E、维生素C、姜黄素、胆碱和 ω-3 脂肪酸等则有助于减低各种污染所导致的对机体的损害。蔬菜和水果含有丰富的维生素 C、β-胡萝卜素等可以抑制氧自由基对机体细胞的伤害,抵抗各种致癌物质的作用。此外,纤维素可刺激肠道蠕动,减少粪便停留时间,加快毒素的排出;番茄红素是一种不含氧的类胡萝卜素,广泛存在于红色的蔬菜和水果(番茄、胡萝卜、西瓜、草莓等)中,具备较强的抗氧化能力,对体外培养的人肺癌细胞的增殖有明确的抑制作用。有学者认为,地中海式饮食似乎对肺部疾病患者有明显益处,对吸烟者长期食用"地中海式饮食"对机体肿瘤的发生有抑制作用。"地中海式饮食"包括蔬菜、水果、全麦、鱼、豆类、坚果和种子以及植物油(含不饱和脂肪酸)及少量瘦肉等。

15 哪些人容易形成恶性肺结节?

答 前面我们提到过,肺结节可能是良性的,也可能是恶性的,但总体来讲,肺小结节的恶性概率为 0.5%～3.5%。容易形成肺结节的人有以下几种:长期主动或被动吸烟(通常指吸烟超过 20 年、每天吸烟超过 20 支),尤其是 20 岁以前开始吸烟的人群;长期在污染的环境工作或接触有害化学物质的人;有肿瘤病史或家族史的人,这是基于基因水平的遗传因素;有结核病病史的人,因为本身结核感染就容易在肺部形成结核结节,而且有些结核结节长期存在,也有可能成为形成恶性结节的病理基础。此外,长期处于精神紧张或情志不舒的人,机体的免疫功能处于低水平状态是恶性结节形成的一个因素。值得注意的是,小的肺结节一般是没有症状的,部分患者由于心理负担过重,当检查发现肺结节后便出现所谓的"胸痛"或其他一系列的不适症状,这些都是心理作用。所以发现小的肺结节没必要过于担心,但也不能因为没有症状而掉以轻心。

16　从中医角度来看,肺结节的病因病机是什么?

答　中医本无"肺结节"之名,因为肺结节的诊断主要依赖于胸部CT 等现代影像学手段,而患者常常并无明显不适的症状,仅为肺部影像学改变,古时人们科技水平有限,无法深刻了解到本病的病理情况。当患者伴随一些症状时,比如咳嗽咳痰、喘息、咳吐痰涎等,则可归于"咳嗽、喘证、肺萎"等病论治。有现代中医医家认为肺结节因归于"肺积、痰核"等范畴,《杂病源流犀烛》中有云:"邪积胸中,阻塞气道,气不得通,为痰为食为血,皆邪正相搏,邪既胜,正不得制之,遂结成形而有块"。总而言之,中医对肺结节的病名并没有统一的标准,各个医家流派根据自身经验总结都有不同的认识。但是,对于疾病名称的认识并不影响中医的施治,因为中医的一大特色是"辨证论治",即使患者没有不适症状,中医也能根据望、闻、问、切来获取患者的信息,提取证候,辨证施治。就比如新冠疫情,古人并未见过新冠病毒,但根据中医辨证理论依然可以在病原体未明的情况下根据患者的症状体征辨证论治,总结出相对应的理法方药。

现代许多中医医家根据自身的临证经验,再结合中医医学理论,对肺结节这一疾病的病因病机都有独到的认识,现选取一部分医家的辨治肺结节的经验总结如下:

(1) 肺结节应当属于中医虚痰挟瘀成窠囊之病,其病位在肺络血分,肺结节的产生与元气虚弱,五脏及三焦的气化功能失常有关,日久可成积成瘤。肺结节的治疗应分为通透窠囊、调补脏腑、通络祛瘀三个部分,其中以调补脏腑功能,防止虚痰内生为主,透囊通络祛瘀为辅,时时顾护正气。肺结节的治疗用药方面应注意"补上治上治以缓"的原则,丸药睡前口服似乎更适合该病,其疗效有待进一步临床观察。另外防止过于滋腻、滞腻、酸收、寒凝和补阴药物,以防助痰。

(2)基于五脏的生克制化关系,着眼于气血津液代谢,有学者总结出恶性肺结节从发病到恶化发展为肺癌经历的水、湿、痰、瘀、岩五个病理阶段。胡凯文教授将肺结节分为早期、中期、末期三个分期,根据各期不同的临床表现与病机特征进行辨证施治、遣药组方。早期影像学检查以"实性结节"为主,成像为密度偏高且较均匀的软组织影,血管及支气管影不可见。此阶段病因病机以津液代谢失常为主,以水、湿、痰为病理产物,治疗以化气行水、健脾除湿、理气消痰为法;中期影像学表现以"磨玻璃密度结节"为主,成像为密度略高的磨玻璃影,血管及支气管影可见,此阶段病因病机以血液代谢失常为主,以瘀、痰为病理产物,治疗以软坚散结、活血化瘀、理气消痰为法;末期影像学表现以"部分实性结节"为主,成像密度不均匀,既有软组织影征象,又有磨玻璃影征象,此阶段病因病机以痰瘀互结、交结难解为主,治疗以外科手术切除为法,配合中医药化瘀消痰、攻补兼施之品。

(3)肺结节的病因属于外邪霾毒隐袭犯肺,内有肺气亏虚,其病机属于正虚气滞湿滞痰瘀内阻,肺气亏虚气滞瘀痰胶结日益加重化毒则形成肺癌。根据肺结节影像学表现和患者的临床症状,因分为气滞湿阻、痰浊内停、痰瘀凝滞、化毒化癌等证分证论治。

(4)肺结节的病因为六淫、七情、饮食、禀赋等,皆可为病,其病机乃正虚气滞、痰瘀内聚、邪毒留胸。治疗上应当攻补兼施,以豁痰化瘀散结为先,固护肺脾肾三脏为辅,可以运用温胆汤、千金苇茎汤、血府逐瘀汤等方剂,佐以益气扶正、理气宽胸、疏逐搜剔、软坚散结之品,以扶正祛邪。

(5)肺结节为有形实邪,其发生考虑与外邪侵袭、饮食不节、内伤情志和年老久病有关。其病机为五脏气虚,风邪为患,气痰瘀交阻,在治疗上因以补散消攻、通阳宣痹及祛风通络为要。

（6）肺结节的致病因素不外乎内外两端：外因邪实主要与感受六淫邪气、电离辐射、烟毒雾霾等有关；内因正虚与情志内伤、饮食失宜、劳逸失度、禀赋不足相关。基本病机为正虚邪实。正气亏虚，气血阴阳失衡，脏腑功能紊乱，卫外不固，邪气乘虚而入，导致肺气郁闭，宣降失司，集聚成痰，痰凝气滞，痹阻络脉，痰瘀胶结，日久形成结节。扶正、祛邪是本病主要治法。

以上只是一小部分名家的经验总结，还有许多医家都对肺结节有着独特的见解和治疗经验。大致总结一下这些医家的经验看法可以得出，肺结节病位在肺，与肝、脾、肾均有密切关系，病因主要为雾霾、烟草烟雾、化工粉尘等外邪，以及情志失调、饮食失节、劳逸失度等内因。其病机多为正虚邪实，包含有气滞、痰凝、血瘀、络阻等病理过程。在治疗方面以扶正祛邪为主，辨病与辨证相结合，以辨证为主，根据病理因素偏盛再加用理气、化痰、活血化瘀等对应的方药。

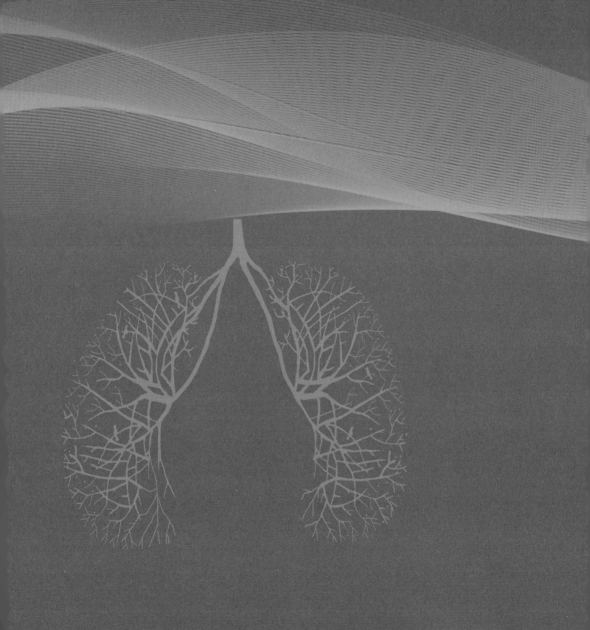

Ⅲ

诊断篇

导引病例

　　75岁的杨老先生很注重身体保健,每年都要来我们医院体检一次,并且都要做胸部CT检查,2013年、2014年、2015年连续三年的胸部CT检查结果都提示,左上肺磨玻璃阴影(图a、图b、图c),每次报告都建议他去呼吸科看专家门诊,他皆未引起重视,以为三年没有变化问题不大。直至2016年做完胸部CT后,发现报告不好,他委托一个相熟的医生请我会诊,我仔细观察了他这4年来的CT图像并且作了对比:2013年5月9日,左上肺纯磨玻璃结节,大小13 mm×14 mm,内见充气支气管(图a);2014年4月29日,左上肺纯磨玻璃结节较前略增大,大小14 mm×16 mm,内见充气支气管(图b);2015年8月27日,左上肺磨玻璃结节较前略增大变实,大小16 mm×18 mm,内见充气支气管(图c);2016年10月11日,左上肺磨玻璃结节较前略增大,大小18 mm×21 mm,实性成分明显增多,可见增粗血管穿行,内见充气支气管(图d)。

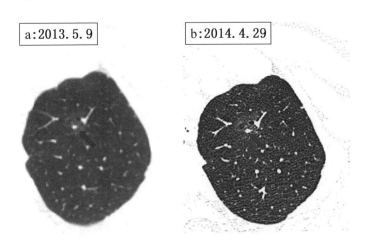

a:2013.5.9　　　　b:2014.4.29

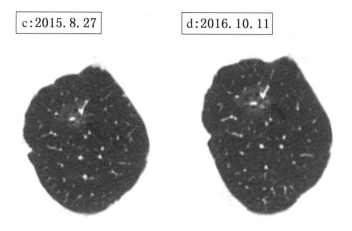

导引病例患者不同年份左上肺恶性结节变化情况

我告诉他，根据这 4 年来他左上肺纯磨玻璃结节的发展情况，左上肺磨玻璃结节一直在慢慢增大而且变实、出现血管改变，基本上考虑是早期肺癌，微浸润肺腺癌可能性很大。手术结果证实是"左上肺微浸润肺腺癌"。

病例点评

肺磨玻璃结节，在动态随访过程中，出现增大（一年左右复查磨玻璃结节直径增加了 20%）、密度增高（一年左右复查磨玻璃结节 CT 值增加了 100 HU 以上）、出现实性成分或者实性成分增多、有血管的改变（进入结节的血管增多、增粗，结节内见新生紊乱血管影），应考虑为早期肺癌，须择期行胸腔镜手术切除。同时也提醒患者，如果磨玻璃结节在复查的过程中，即使病灶没有变化，持续存在，也提示病灶性质不好，对于 10 mm 的结节至少要坚持年度复查，甚至直接手术，以免延误病情。

1 **什么样的情况下肺结节需要做增强 CT？**

答 所谓增强 CT 就是把一种含碘的造影剂药物从静脉（一般为手背静脉）注入血管内同时进行 CT 扫描，可以发现普通 CT 扫描（即平扫，即没有向血管内注药的扫描）不能发现的病灶，也可对普通 CT 发现的病灶的血液供应情况加以判定，以便对病灶定性分析及明确诊断。从静脉注射造影剂后约 10 秒，造影剂到达肺动脉内，11～19 秒到达支气管动脉内，然后很快进入血管周围的肺间质内。不同性质的病变，其毛细血管床的数量和血管壁的通透性不同，因此不同性质的肺结节 CT 增强扫描对造影剂的强化效应不同。在急性肺部感染时，血供增加，因此急性炎症时增强扫描 CT 值会有改变，CT 值增幅较大（> 60 HU），高于肺癌的增幅；如果是恶性的病灶，一般有支气管动脉和肺动脉双重供血，增强扫描后其 CT 值也会高，一般增幅为 20～60 HU，低于急性炎症结节，高于结核性肉芽肿。

那么，什么样的肺结节需要做增强 CT 呢？概括而言，对于 10 mm 以上的实性结节或者更大的肺部占位来说，增强 CT 是有价值的，而对于几毫米的微小肺结节或者磨玻璃结节，增强 CT 扫描的意义就不是很大，因为一般小结节或微小结节血供尚少，无论其良性或恶性增强 CT 扫描后很难区分其强化与否，因此，这样的小结节一般主要依靠其形态、随访来加以鉴别诊断。

2 **增强 CT 肺结节没问题就肯定没问题了么？**

答 首先我们要了解一下增强 CT 的原理，增强 CT 并不是高分辨 CT，不会因为它叫增强 CT 而看得更清楚。增强 CT 是在静脉内注入造影剂使血管和周围组织的密度不同,呈现出来的图像就会使它们区分开来。增强 CT 的优势在于它能看清楚结节内部和周围的血管分布,提高对病灶定性的准确性。但是,肺小结节不一定就是肺癌,它周围的血管分布很可能是正常的,增强 CT 不能分辨血管分布正常的病灶。也就是说,如果结节内部和周围血管正常,不论病灶是否是肿瘤,增强 CT 都不能分辨。所以增强 CT 并不能排除肺结节是恶性的可能。不过,我们可以采用 CT 动态增强扫描,通过对强化值的测量、对比等区分部分良性结节和恶性结节。

③　碘过敏的肺小结节患者不能做增强 CT,怎么办?

答　对于肺实性小结节,做一次胸部增强 CT 检查可以为结节良恶性判断提供帮助,恶性结节多数血供丰富,增强后明显强化,良性结节多数强化不明显。另外,胸部增强 CT 扫描可以更加清楚地观察肺门和纵隔淋巴结有无增大。对于肺磨玻璃小结节来说,所有纯磨玻璃小结节一般不需要做胸部 CT 增强扫描。混合型肺磨玻璃小结节,可以通过增强 CT 检查判断结节内条索、网状影是不是肿瘤新生紊乱血管。

大部分有过敏史的病人都能做胸部增强 CT 检查,使用的造影剂基本上都是非离子型造影剂,而且大部分为进口造影剂,过敏反应发生的概率非常低(严重过敏反应发生的概率更低)。因此,对有过敏史且确需做增强 CT 的病人,我们通常是预先注射地塞米松预防过敏反应的发生,同时做好应对严重过敏反应的抢救措施。

当然,对于确实有碘造影剂过敏的患者,如果要看病灶与大血管的关系,也可以选择磁共振成像(MRI),但它检出病灶的能力不如增强 CT,尤其对于小于 1.0 cm 的病灶难以显示,对于较大的肺结节 MRI 也不能清楚地显示其内部的细微特征及边缘特征。如果结节大小和密度符合 PET‐CT 的标准(见本小节第 12 问)也可以直接选择 PET‐CT 检查。如果患者既不适合做 PET‐CT,又对碘造影剂过敏,也可以选择密切随访胸部 CT 平扫,通过动态观察结节的变化来判断结节的性质。

④ 如何判断肺结节是良性的还是恶性的?

答 通过高分辨 CT 扫描,同时进行三维立体重建能够清楚地显示结节密度、边缘及其与肺裂胸膜的关系,肺良恶性结节的判断从以下几方面入手:

(1) 大小:结节大小是判断良恶性的重要标准。病灶越小,良性概率越高;病灶越大,恶性概率越高。有研究统计:结节直径小于 5 mm,0.6% 为恶性;直径在 5～10 mm 时,0.9%～5.8% 为恶性,需随访胸部 CT;直径 ≥ 10 mm,11.1%～26.2% 为恶性,需即刻采取进一步措施。

(2) 边缘:良性结节边缘光滑锐利,恶性边缘不整齐,且出现分叶征、毛刺征、锯齿征等(详见概念篇第 14 问)考虑恶性可能大。

(3) 密度:良性肺结节密度多均匀一致。恶性肺结节密度可不均匀,出现空泡征、不规则偏心性空洞、支气管充气征等(详见概念篇第 13 问)。结节内钙化:中心性分布的钙化物多是结核性良性病变,良性错构瘤钙化常呈爆米花样,结节内有脂肪密度大多为错构瘤。

(4) 病灶周围:良性结节,如肺结核周围可有卫星灶(病灶周围纤维条索影、钙化)。恶性肺结节周围可出现胸膜凹陷征、血管集束征(详见概念篇 13)。

(5) 强化表现:恶性结节多数血供丰富,增强后明显强化。良性结节多数强化不明显,增强后 CT 值增幅多小于 20 HU。

（6）动态随访：良性炎性结节在随访复查时变小或消失，恶性结节在随访复查时增大。尤其是肺磨玻璃小结节，必须动态随访观察其变化。一方面肺磨玻璃小结节常呈惰性生长，随访 3～6 个月或更长时间都不会转移（预后一样）；另一方面极少数炎性磨玻璃小结节也可出现类似分叶征、毛刺征及胸膜凹陷征，容易被误诊为恶性结节，而炎性磨玻璃小结节随访 3 个月后基本上都会明显吸收甚至消失。

⑤ 肺磨玻璃结节和实性小结节，哪种是肺癌的可能性更大？

答 肺磨玻璃结节影（GGO）是指在 CT 影像上表现为密度轻度增加、呈局灶性云雾状淡薄密度阴影，类似磨砂玻璃一样的圆形或类圆形结节，所以称为磨玻璃结节影。在这种阴影内血管和支气管仍清晰可辨。GGO 并不是某种疾病的特异性表现，在肺部炎症、出血、纤维化（炎症后遗留的瘢痕）等都可以形成磨玻璃结节影，它是由于肺泡内气体减少、细胞数量增多、肺泡上皮细胞增生、肺泡间隔增厚和终末气道部分充填而形成的，可以是许多肿瘤性病变的早期表现，甚至是唯一表现。磨玻璃影可以是弥漫、散在地生长，也可以仅聚集在局部生长。肺实性或亚实性结节则是密度相对较高的结节，可见于肿瘤、炎性反应、不典型增生、肉芽肿、肺纤维化和淋巴结等，是多种病理状态造成的肺泡含气量下降或肺泡不完全充填而形成，所以它也是一种特征性而非特异性的影像学表现。因此，很难确定哪种情形下肺癌的风险更大。但是，在实际临床观察中，如果发现磨玻璃结节经过一段时间随访后其密度不断增高，形成半磨玻璃样或混杂磨玻璃样改变，甚至完全发生实性，那么这种密度特征的改变常提示病灶较活跃，需密切随访。而如果结节直径又超过

15 mm 且持续不缩小,那么恶性的可能性就更高了。就肺磨玻璃结节而言,弥漫性生长的多数可能是良性病变,而局灶性生长的常常提示恶性可能较大。

6 肺小结节的 CT 值高低与其良恶性有关系吗?

答 CT 值是指所有病变在 CT 图像上的密度,单位为 HU。纯实性的肺结节 CT 值一般在 50～70 HU,其中可以有良性病变如炎症、肉芽肿、淋巴结,也可以有恶性病变如早期肺癌、转移瘤等,有研究表明增强 CT 检出的肺结节的 CT 值上升超过 20 HU 提示结节有恶性倾向,需要缩短随访时间或者行穿刺活检。也有研究表示,肺部磨玻璃样结节区域鉴定原位癌组与浸润性癌组 CT 值测量最佳为 −472 HU,原位癌密度明显低于浸润性癌。当然,对于磨玻璃结节来说,CT 值的测量会受到很多外在因素影响,比如磨玻璃结节中实性成分的多少、肺泡塌陷的程度、肺间质增生的程度、结节内血管及空泡的成分以及扫描的技术原因等,同一种病变在不同时期、不同的机器甚至不同的医生测量下显示的 CT 值可能差异比较大。因此,肺结节的密度对于良恶性的判断只能作为一个参考,不能作为诊断标准。相对来说,肺结节的大小、形态、生长速度更具有诊断价值。

7 肿瘤指标筛查对肺结节诊断有多大的帮助?

答 肿瘤标志物是指在肿瘤的生长增殖过程中肿瘤本身所产生的或者由于机体对肿瘤细胞反应而产生的,能够反映肿瘤存在和生长的一类物质,包括蛋白质、激素、酶、多胺等。理想中的肿瘤标志物应具有

100％的灵敏度、特异度和高度的器官特异性等优势,然而令人遗憾的是,目前临床上所应用的肿瘤标志物均未达到上述要求。现有血肿瘤标志物检测可以辅助诊断肺结节的良恶性,并作为肺癌治疗后疗效的动态观察指标,如癌胚抗原(CEA)、神经元特异性烯醇化酶(NSE)、鳞状细胞癌抗原(SCC－Ag)、细胞角蛋白19片段(CYFRA21－1)等等。但不能仅仅根据患者血肿瘤标志物的正常与否来确定肺小结节的性质是良性还是恶性,因为血肿瘤标志物受多种因素的影响,如肺癌早期肿瘤较小肿瘤标志物可以不高。标本采集和保存的时间、标本是否有污染、测定方法及试剂的选择、是否合并肺部或肺外其他疾病等等。当然,有些肿瘤指标的特异性较高,如CEA对于肺部恶性肿瘤及胃肠道肿瘤具有较高的特异性。当肺小结节患者血肿瘤指标中的CEA升高,尤其是CEA进行性升高时需要特别注意恶性的可能。

8 CT查出来有肺结节,但肿瘤标志物水平正常,那这个结节就不会是恶性的么?

答 肿瘤标志物存在于肿瘤患者的组织、体液和排泄物中,可以利用免疫学、生物学及化学的方法检测血肿瘤标志物作为癌症的辅助诊断。但并不是所有的恶性肿瘤均有肿瘤标志物的升高,也并不是只要有肿瘤标志物的升高,就一定患有恶性肿瘤。肿瘤标志物不是肿瘤诊断的唯一依据,临床上需结合患者的临床症状、影像学检查等综合考虑,并且肿瘤确诊一定要有组织或细胞病理学的诊断依据。有些肿瘤标志物在病理情况下或恶性疾病时也可以表现为正常,因此不能根据肿瘤标志物正常便排除恶性肺结节的可能。

⑨ 肺癌七种自身抗体筛查在诊断肺结节中的作用是什么？

答 首先我们要了解肺癌七项自身抗体，这七项抗体包括 GAGE7、CAGE、MAGE A1、SOX2、GBU4 - 5、PGP9.5、p53。这七个肺癌自身抗体是免疫系统监视肿瘤的增殖和侵袭转移信号通路的核心七个靶点蛋白发生异常时激发体液免疫产生的免疫球蛋白。抗体阳性代表了身体里激发了肿瘤免疫应答，也就是说身体里某处可能存在了肿瘤细胞。

只要这些抗体升高了就一定是肺癌吗？不一定，据国内外的相关研究发现，这些抗体诊断肺癌的敏感性在 40%～60%，而特异性在 88%～97%。也就是说，肺小结节伴有抗体升高，那么这些结节是恶性的可能性非常大。七种肺癌相关抗体能够通过人体的免疫系统来检测体内细胞有没有恶变的趋势。对于肺结节患者来说，自身抗体筛查能够看透肺结节内部细胞的"生长活力指数"和侵袭转移能力，帮助我们判断肺上的结节到底是惰性的，还是潜伏的恶魔种子。

但抗体不升高也不代表就一定不是肺癌。有些肺结节即便是恶性的，但是恶性程度很低（生物学行为惰性），它不具备明显的癌性生长特点，可能就没有产生相应的血液标志物，因此检测结果是阴性。当然，随着疾病的进展，当病灶变得"活跃"时，会逐渐出现抗体升高的情况。

如果检查发现抗体升高，但是并没有在肺上发现类似肿瘤的东西，也可能是因为生活习惯的改变或者身处高危环境，身体内产生了异常细胞被免疫系统发现了，免疫系统在清除这些异常时，产生了抗体，此时，抗体既起到保护作用，也能给我们发出肺癌风险"预警"，提示我们需要远离致癌因素，锻炼身体，定期体检。

因此，评估肺结节，既要看宏观，即结节的影像表现，也要看微观，观察结节的生物学行为。肺癌七项自身抗体筛查对于临床联合影像学评估肺结节与发现早期肺癌有一定价值。

⑩ 有了肺结节，有没有必要做基因检测？

答 说到基因检测，我们首先要明确什么是基因检测，测什么基因。基因检测也是近年来提出的肺癌精准治疗的重要手段。肺癌早期或癌前病变时体内即已发生多种基因异常，这些异常往往先于临床症状出现。从一定程度上讲，基因检测出的突变基因也是肺癌的分子标志物。目前表皮生长因子受体（EGFR）突变和间变性淋巴瘤激酶（ALK）重排的检测已被广泛应用到非小细胞肺癌的诊断中。尤其对于肺腺癌的病人，基因检测已经成为必查的项目，大约有 1/3 的肺腺癌病人存在着基因突变。那么，肺结节需要做基因检测吗？可以做，在怀疑肺结节为恶性同时又不能做活检或手术时，可以行基因检测。若结果为阳性，则从另一方面证实了肺癌诊断的成立，但结果为阴性时也不能排除恶性的可能，因为还有约 2/3 的肺腺癌患者和大部分鳞癌、小细胞癌的患者不存在已知的基因突变，对于这一部分患者来说，基因检测的阳性率就更低了。所以肺结节做基因检测就是在赌它的突变率，并不是一定要做的检测。

⑪ 循环血肿瘤 DNA（ctDNA）对判断肺结节良恶性有帮助作用吗？

答 有一定参考意义。循环血肿瘤 DNA 是指病人体内肿瘤细胞坏死或凋亡后释放到外周血的游离 DNA 片段，因其带有肿瘤特异性突变的信息,与正常的 DNA 信息序列有所区别。这类片段在循环血中实时流动,检测出这种突变基因往往就可以判断体内可能有相应的肿瘤细胞。作为一种前景广阔、应用广泛的无创性"液体活检"手段,血液中的 ctDNA 检测在肿瘤的诊断、治疗及预后评估监测等方面发挥了重要作用。

相关研究表明,约 2/3 的非鳞状非小细胞肺癌能够找到明确的突变基因。我们可以通过 ctDNA 甲基化检测来对肺结节的良恶性进行鉴别,血浆 ctDNA 检测肿瘤甲基化在早期肺癌中的敏感性和特异性均较高,特别适用于鉴别良性疾病和 IA 期肺癌。但由于早期影像学表现为磨玻璃结节的肿瘤细胞释放入血极少,直接在循环血中检测到 ctDNA 的难度较大,仍需要筛选更为敏感和特异的甲基化位点来辅助诊断。

在诊断肺癌的相关辅助检查中,ctDNA 与其他血清肿瘤生物标志物相比对于肺腺癌的灵敏度更高,尤其给部分不能取到病理标本的患者带来基因检测的机会,可作为肺结节患者定期复查的一项指标,在孤立性肺结节患者的诊断、治疗及预后等方面发挥作用。作为新型的肿瘤标记物,ctDNA 具有创伤小、可重复性高等优点,但因检测灵敏度、成本等多种因素影响,目前尚处于临床探索阶段,后期对癌症特异性分子改变的研究有着重大潜力。

12 什么是 PET-CT?什么情况的肺结节需要做 PET-CT?

答 (1) PET-CT 是近年来新兴的显像技术,它应用正电子发射放射性核素 18F 标记的葡萄糖类似物(18F-FDG)进行显像,将肿瘤细胞葡萄糖代谢信息与 CT 的形态学信息进行同机融合,使 CT 图像上的异常影像和 PET 图像上的异常代谢区域之间的解剖关系更清楚,同时提供病变的解剖特点与功能信息,已广泛应用于肺癌的诊断、分期与再分期、疗效及预后评价等方面。与普通 CT 相比,PET-CT 具有更高的灵敏度和特异度。对患者进行回顾性分析发现,PET-CT 对患者肺结节诊断的灵敏性为 96%、特异性为 93%。

(2) PET-CT 对较小的肺结节的诊断价值有限,PET-CT 能显示病灶的葡萄糖代谢水平,一般来讲,恶性结节的 FDG 摄取值高于非恶性结节。纯磨玻璃小结节不推荐做 PET-CT;PET-CT 很难显示直径小于 10 mm 的实性肺小结节,对于直径大于 10 mm 但实性成分小于 5 mm 的混合型肺磨玻璃小结节,定性困难;而诊断直径在 10 mm 以上的肺结节的敏感性和特异性分别高达 96.8% 和 77.8%。所以,对于直径大于 10 mm 的肺实性结节和直径大于 10 mm 且实性成分大于 5 mm 的混合型肺磨玻璃小结节可以做 PET-CT 辅助诊断,同时也可以了解是否有转移。

13 PET-CT 阴性的肺结节就没关系了么?

答 虽然 PET-CT 是一项先进的检查手段,但是 PET-CT 阴性的肺小结节并不能完全排除肺癌。18F-FDG 的摄取情况受肿瘤的大小以及代谢活性的影响。PET-CT 在小结节(直径 8～10 mm)或纯磨玻璃结节的诊断评估方面价值有限,在某些生长缓慢、代谢活性比较低的肿瘤也可显示为阴性。而且 18F-FDG 并非肿瘤的特异性显像剂,假阳性摄取可见于结核、肉芽肿性疾病、组织胞浆菌病等。

14 什么样的情况下肺结节需要行支气管镜检查?

答 所有诊断不明确的肺结节都可以考虑进行支气管镜检查(图a)。当然对于直径10 mm以下的结节,支气管镜检查阳性率较低。如果肺癌风险较低,则以观察随访为主或行其他检查项目明确有无感染、自身免疫疾病、间质性肺病等。对于直径大于10 mm且诊断不清的结节,可以行支气管镜检查,但不一定能明确诊断。如果结节直径≥15 mm或还表现出恶性CT征象(分叶、毛刺、胸膜牵拉、含气细支气管征和小泡征、偏心厚壁空洞),且呈实性或亚实性结节,临床高度怀疑为恶性者,建议首选外科治疗。对于靠近胸膜的实性结节,CT引导下经皮肺穿刺活检阳性率更高,可以优先考虑经皮肺穿刺活检。

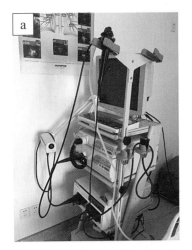 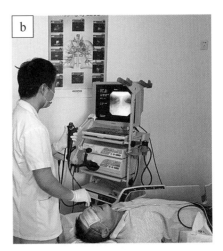

a. 电子支气管镜主机及附属部件　　b. 电子支气管镜检查术进行中

15 经支气管镜诊断肺外周结节有哪些新方法?

答 肺外周结节是指肺外周三分之一及段支气管开口以下的病变,常规气管镜难以获取病灶,诊断阳性率低于20%。随着支气管镜的发展,新的导航性支气管镜技术(guided bronchoscopy technique),如:电磁导航系统(EMN)、虚拟支气管镜导航技术(VBN)、径向超声探头(RP-EBUS)等,用于获得肺外周结节病灶标本辅助诊断,尤其超声内镜引导下鞘管肺活检(EBUS-GS-TBLB)是目前最常用的肺外周结节的诊断技术,EBUS-GS-TBLB对肺外周结节良性疾病(结核、肺炎、肺脓肿、肺部真菌感染等)的诊断阳性率约为56.7%,恶性肿瘤(肺癌、转移癌)的诊断阳性率约为83.3%,一般在局麻下进行,病人耐受性较好且并发症较少。

16 先进的支气管镜检查设备 EBUS 能确诊肺结节性质吗?

答 支气管内超声检查(EBUS)是指在支气管镜内置入超声探头,从而获得气管支气管外周组织结构的超声断层扫描图像的一种检查方法。目前支气管内超声有两种不同的类型:凸式超声支气管镜(CP-EBUS)和径向超声支气管镜(RP-EBUS)。

(1) 凸式超声支气管镜是将超声探头置于支气管镜前端形成一体化的搭载超声探头的超声光纤支气管镜。主要用于中央型病变如肺癌的淋巴结转移分期,同时也用来诊断肺内肿瘤、不明原因的肺门和(或)纵隔淋巴结肿大、纵隔肿瘤等(图a、图b、图c)。

(2) 径向超声支气管镜:径向超声支气管镜是将超声探头置于特殊鞘管内,能对支气管腔进行360°扫描的特殊支气管镜(图d)。多用于肺外周病变,肺小结节通常采用径向超声来诊断。它是一种新型的诊断肺外周病变的有效手段,临床应用中常和引导鞘管联合使用,称为经引导鞘管支气管内超声内镜下活检(EBUS-GS)。EBUS-GS是将带鞘的

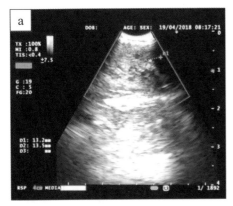

a. 超声支气管镜下
探测到病灶

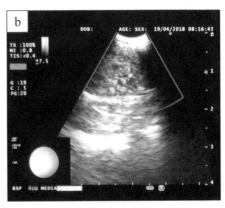

b. 病灶大血流情况

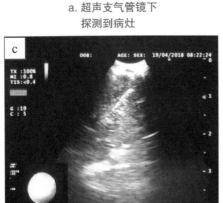

c. 超声引导下穿刺针
进入病灶

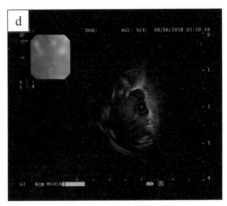

d. 超声探头在病灶肺外周结节
病灶内探及异常信号

超声探头到达外周肺病灶,并显示病灶的声像,随后退出探头,保留鞘管用于定位,送入活检钳和细胞刷得到标本。肺外周病变的诊断是目前临床诊断中的难点,EBUS-GS借助超声探查和特殊鞘管的定位可以显著提高肺周围性病变的诊断阳性率,其结合电磁导航支气管镜、超细支气管镜、仿真支气管镜等诊断手段可大大提高肺外周病变的诊断准确率。此外,因其可通过能量、彩色血流模式避开大血管,具有较高的安全性,且直达病变支气管进行取样,对支气管壁损伤较小。因此,EBUS-GS是一种高效、可靠、安全、微创的技术。这些先进设备的正确使用能大大提高对肺结节诊断的成功率。

⑰　什么是CT引导下经皮穿刺活检？

答　这是一种在CT机的帮助下,经皮肤将穿刺针置入肺结节内,然后取出部分结节内组织进行病理检查的方法。打个比方,把我们的胸腔想象成一个大西瓜,肺内小结节相当于西瓜里的一粒西瓜子,我们想要知道这粒西瓜子是好是坏,又不能切开西瓜,怎么办呢？我们拿一根针从瓜皮插进西瓜直达瓜子,再取一点点瓜子就行了,这其中最关键的问题是从瓜皮外看不见西瓜内部,如何才能精确地找到这粒"瓜子"呢,这时就需要CT机的精准定位了,在CT扫描下可以精确地找到这粒"瓜子",测量它距离"西瓜皮"的距离和角度,这样就能准确地找到这粒"瓜子"了。

⑱　什么样的情况下肺结节需要经皮肺穿刺？

答　当CT检查提示肺部有小结节时,如医生怀疑结节有可能为恶性,通常会建议受检人员做进一步检查来确认结节的良恶性。常见的检查方法有几种:纤维支气管镜、PET-CT、穿刺活检和胸腔镜手术活检(图a、图b),其中纤维支气管镜和PET-CT都有一定的适用性,可以相互补充。胸腔镜手术活检的阳性率接近100%,但手术损伤相对较大,患者不一定能接受。而穿刺活检术相对来说较为简便、损伤又小,阳性率达90%。因此,当影像学资料怀疑为恶性的肺部小结节,需要做病理学定性时,穿刺活检是较为适当的方法。

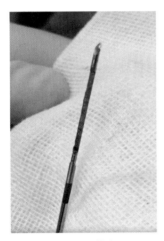

a. 活检枪组织槽内组织

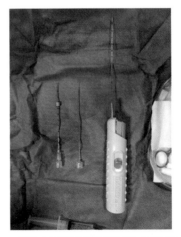

b. 同轴穿刺针及活检切割枪(切割枪)

19 **肺结节穿刺活检的适应证和禁忌证有哪些**？

答 哪些情况下不能做穿刺？有凝血功能异常通常不能穿刺,穿刺虽说损伤相对较小,但会穿过肺组织和一些小血管引起少量出血,如果不慎刺破较大的血管可能会引起出血量较大,患者若凝血功能异常可能会出血不止甚至造成患者死亡;心脏、肝、肾衰竭的患者最好不要做穿刺检查;严重肺气肿、肺大泡的患者慎做穿刺检查,这样的患者形成气胸的概率很高;完全不能配合的患者最好不要穿刺,包括有精神疾患者、神经系统病变不能自控者、剧烈咳嗽不能控制者。另外,CT增强检查怀疑结节为血管性病变的不要穿刺,这种结节的血供非常丰富,穿刺后容易造成大量出血。排除了以上禁忌证的肺部小结节患者皆在适应证范围内。

20 **如何提高 CT 引导下肺结节穿刺的成功率**？

答 影响肺小结节穿刺成功率的因素不外乎四个:结节的大小、结节的位置、患者的配合度、穿刺者的经验技术。首先,结节越小越难穿到,成功率越低。其次,肺小结节可以发生在肺组织的任何位置,因此结节位置越深,代表着穿刺针进入肺的长度越长,准确率就会下降,就和篮球比赛中三分球和两分球的准确率不一样是一个道理。另外,还有些特殊位置的小结节会影响穿刺的成功率,比如结节正巧被肋骨或者肩胛骨等骨头遮挡,这样穿刺者不得不选择其他穿刺路线,也会降低成功率。再其次,患者配合程度对穿刺成功率的影响同样很大,在穿刺过程中,患者必须要保持静止,并且要平静呼吸,患者身体的运动会导致穿刺方向和角度的变化,可能导致穿刺失败甚至引起更加严重的后果,患者在穿刺过程中频繁的咳嗽会引起结节位置的变化,也有可能导致穿刺成功率的下降。最后,经验丰富、手法熟练的医生穿刺成功率高。

21　**肺结节穿刺活检的诊断准确率如何**?

答 肺小结节穿刺活检的准确率还是比较高的,据文献统计对某些结节诊断准确率可达 90% 以上,造成准确率或阳性率低的原因主要有:未穿刺到病灶组织、穿刺组织为肿瘤坏死组织以及病理科对标本的处理判读水平。

22　**为什么医生说这个结节太小,穿刺穿不到**?

答 人时刻需要呼吸,因此人的肺组织是在不停地充气、缩小,如此反复循环,肺内的小结节同样会随着人的呼吸运动在做小范围的活动,并不是完全固定不移动的,而医生做肺小结节穿刺就相当于是用针在扎一粒不停活动的豆子,豆子越小越难扎到。

23 CT 引导下肺结节穿刺活检有哪些优势？

答 目前对于肺小结节定性的医学检验手段有：PET-CT、纤维支气管镜、手术病理以及 CT 引导下肺穿刺，其中 PET-CT 价格昂贵且假阳性率较高。何为假阳性呢？ 就是说即使 PET-CT 显示阳性也不一定就是恶性肿瘤，一些其他疾病如炎症、结核、肉芽肿也会造成阳性表现。纤维支气管镜检查对结节发生的位置要求比较高，发生在比较远的小结节支气管镜就鞭长莫及了。手术取得病理可 100% 确诊，但是损伤较大，还需要临床评估患者是否能耐受手术，有些患者甚至还抵触手术。而 CT 引导下肺穿刺(图 a、图 b)的优势主要有：手术相对简单、操作简便，在 CT 机房即可进行，只需操作医生和一名护士或技师辅助在局麻下即可完成；CT 横断位扫描准确定位小结节，可以准确测量穿刺的深度及角度；损伤相对较小，穿刺创口仅为 1 mm 小孔，大部分患者穿刺结束

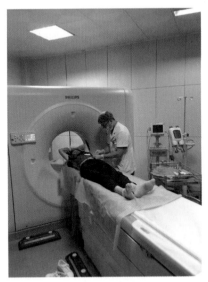
a. 在CT机房穿刺操作

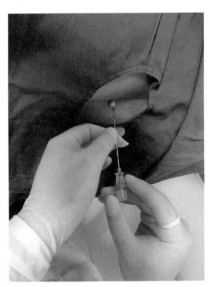
b. 将同轴穿刺针穿入主体内

CT 引导下的肺穿刺

后可以步行返回病房;若发生气胸或出血等并发症大多症状较轻微,多数无需处理,少数症状较明显的临床对症处理即可;穿刺活检费用相对较低,只需 CT 定位费用加上穿刺费用。

24 **肺结节穿刺活检有什么并发症**?

答 肺小结节穿刺最常见的并发症是气胸和出血,发生的概率与肺结节大小、深度、穿刺次数有关,一般来说肺结节越小、越深、穿刺次数越多造成气胸和出血的概率越大。我们的肺周围包着一个密闭的空间叫做胸膜腔,当胸膜腔的壁破裂后,肺内的气体或者外界的空气进入胸膜腔便产生气胸,严重的气胸会造成呼吸困难。穿刺过程穿刺针通过胸膜进入肺内,就有可能会形成气胸,据统计肺穿刺造成气胸的概率在10%～20%,当少量气胸时(小于30%)一般无需处理可自行吸收,当气胸超过30%时则需临床对症处理,如胸腔闭式引流。另一个常见并发症是出血,穿刺针进入肺内会损伤到肺组织和小血管造成出血,少量出血亦无需处理,出血较多时应给予止血药对症治疗,当出血进入周围的支气管时患者会出现咯血,少量咯血一般在 20 分钟内渐止,大量咯血则需临床对症处理,严重者可能造成患者窒息、休克等。另外,还有一些罕见并发症,如肿瘤针道转移、空气栓塞等偶见报道。

25 **如果经过检查肺结节确诊是恶性的怎么办**?

答 肺结节如果明确诊断为恶性肿瘤后,应参照肺癌的诊疗策略进行下一步诊治。目前国内外有关肺结节的诊疗指南基本上是一致的。首先明确是何种类型的肺癌,主要分为两大类——小细胞肺癌(SCLC)和非小细胞肺癌(NSCLC)。SCLC 大多在明确诊断时就已经是中晚期,手术机会很小,多以放化疗为主要治疗方式;NSCLC 又包括鳞癌、腺癌、腺鳞癌、大细胞肺癌等,一旦确诊为 NSCLC 应先进行全身评估,判断是否有远处转移,再对肿瘤进行分期(可以分为ⅠA、ⅠB、ⅡA、ⅡB、ⅢA、ⅢB、ⅢC、ⅣA、ⅣB),然后由专业医生制定相应诊疗方案。一般对于ⅢA 之前的早中期患者首选手术治疗,对于ⅠA 期和没有高危因素的ⅠB 期患者可行根治性手术切除,且术后无需进行放化疗,只需定期随访复查;对于其余ⅢA 期之前的术后患者,均根据患者具体情况进行一定疗程的辅助放化疗,否则复发风险极大。对于ⅢA 期之前且手术难度较大的患者,可以先进行两个周期的新辅助化疗,随后评估手术可能性。对于ⅢA 期之前无法接受手术的患者或ⅢB 期以后没有手术机会的患者均需考虑放疗、化疗、靶向治疗、免疫治疗,可以结合免疫组化、基因检测等结果,由专科医生选择某一种或综合治疗方案。

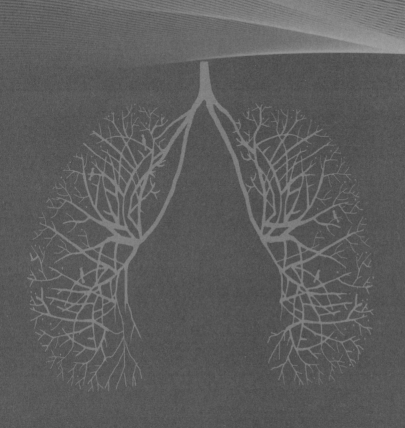

IV
观察处理篇

导引病例

　　上个月胸外科一个医生拿着他管床的一个患者杨先生的胸部 CT 片请我会诊。患者 2019 年、2020 年、2021 年连续三年做了 3 次胸部 CT 检查。与一般以肺磨玻璃结节为影像表现的早期肺癌不同,他的左上肺磨玻璃结节发展速度较快。胸外科医生问我该病人的诊断,究竟是早期肺癌还是炎症。诊断明确了,他们才能制定下一步的治疗方案。仔细调阅了该患者的 3 次胸部 CT 影像:2019 年 5 月 27 日,左上肺混合型磨玻璃结节,大小 6 mm×9 mm(图 a);2020 年 5 月 21 日,左上肺混合型磨玻璃结节较前增大、密度增高,大小 7 mm×10 mm(图 b);2021 年 6 月 24 日,左上肺混合型磨玻璃结节较前明显增大、密度明显增高,大小 10 mm×13 mm(图 c)。分析该病人的影像资料,从 2019 年发现左上肺混合型磨玻璃结节,2020 年、2021 年左上肺混合型磨玻璃结节一年比一年明显增大(尤其 2021 年病灶发展非常迅速)。从肺部肿瘤的倍增时间(即肿瘤体积增大一倍所需要的时间,代表肿瘤生长速度)来说,这个左

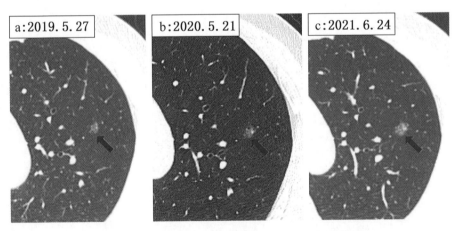

导引病例患者不同时间点左上肺结节变化情况

上肺混合型磨玻璃结节还是符合以肺磨玻璃结节为影像表现的早期肺癌,不过这个混合型磨玻璃结节生长速度较快,要考虑是恶性程度较高的微浸润肺腺癌,应该及时行手术切除。而炎性结节不予考虑,因为一般来说炎性结节在一周至数周后复查,结节都应该吸收消散。后来胸外科医生告诉我,患者杨先生左上肺混合型磨玻璃结节术后病理为微浸润肺腺癌,证实了我的诊断。

病例点评

表现为实体肿块的肺癌,大都生长较快,肿瘤倍增时间多为90～120天,而影像表现为磨玻璃结节的早期肺癌,绝大多数生长速度很慢,是一种惰性癌,它的肿瘤倍增时间较长,为1～3年,我们可以有足够的时间随访观察肺磨玻璃结节,若肺磨玻璃结节在随访过程中增大、变实,可以行手术治疗。

最新的肺腺癌病理分类标准,按照恶性程度从低到高将肺腺癌分为五类:贴壁生长为主型,腺泡为主型,乳头状为主型,实性为主型,微乳头状为主型。其中贴壁生长为主型恶性程度最低,微乳头状为主型恶性程度最高。以肺磨玻璃结节为影像表现的早期肺癌,绝大多数是以贴壁生长为主型,生长速度很慢,没有转移;极少数肺磨玻璃结节出现腺泡型、乳头状型生长时,结节生长速度加快,需要及时行手术干预治疗。

① 为什么肺小结节的复查,最好选择在同一家医院进行?

答 针对肺小结节的随访复查,我们建议最好选择在同一家医院进行,甚至在同一台 CT 机器上进行,特别是肺磨玻璃结节。就诊时最好使用同一放射科编号,可以方便电脑系统进行前后对比观察病灶动态变化。因为我们观察肺小结节时,病灶非常微细,需要在电脑工作站放大读片,才能准确测量肺小结节大小(精确到零点几毫米)、密度(避开小血管、支气管),观察病灶血管与周围对比有无细微的增粗扭曲,肺小结节的分叶征、毛刺征、空泡征等也只有在放大读片时才能显示清楚,这些重要的征象显示都离不开电脑工作站的后处理,尽量做到扫描方案、图像显示、重建算法三者一致。这样前后两次检查的细微变化才能被准确观察到(比如非常小的肺磨玻璃小结节的某一小块 CT 值变化),从而为结节的良恶性判断提供可靠依据。而如果复查时仅提供外院带来的 CT 胶片则无法清楚显示这些征象(CT 胶片上肺小结节往往只显示为一个小点,或者由于胶片图像有限不能发现微小结节或磨玻璃结节)。胶片的清晰度和分辨率无法与电子影像相提并论,即使可以将外院 CT 影像刻入光盘进行调阅,但不同医疗机构 CT 检查条件和测量方式都会有差别,医生无法进行有效对比。

② 发现肺结节以后是普通 CT 还是低剂量 CT 随访呢?

答 发现肺小结节以后一定要行高分辨率薄层 CT 扫描,必要时增加三维立体重建,特别是针对肺磨玻璃结节,这样才能显示肺磨玻璃结节的细节,如结节的瘤-肺界面、分叶征、毛刺征、微小的空泡、支气管充气征、血管的改变等,这些征象对我们判断结节的良恶性至关重要。对于首次检查不能定性者,我们建议后期随访复查时采用低剂量螺旋 CT,其辐射剂量仅是高分辨 CT 的 1/5~1/4。这符合"最小的辐射剂量、患者最大获益"的 X 线检查使用原则,也是国际上绿色环保 X 线检查的趋势。我们随访复查肺小结节时重点关注三点：结节大小变化、结节密度改变和血管的改变。低剂量螺旋 CT 已经能满足这三个影像诊断要求。而且，随着近年来计算机技术的飞速发展，低剂量螺旋 CT 检查经过电脑工作站高分辨算法重建后并未明显降低图像质量，磨玻璃结节图像清晰度与高分辨 CT 检查图像相差不大。值得注意的是，有些医院用旧CT 机进行胸部检查，扫描层面较厚，对肺磨玻璃结节细节情况显示不清，难以判断结节的良恶性。通常，肺磨玻璃结节的检查需要在 64 排以上 CT 机上进行，层面才能扫得足够薄，满足影像诊断需求。

③ 医生说这是磨玻璃小结节，磨玻璃小结节还需要观察么？

答 需要观察。放射科医生根据肺结节的特征，包括结节的位置、大小、边缘、内部密度、钙化情况以及本身生长情况对其良恶性进行鉴别诊断。前面我们提到，磨玻璃结节是指结节局部淡薄的密度增高影，但其背景血管影仍然可见。所谓纯磨玻璃结节是指这种磨玻璃影的密度相对均匀，但这不代表没有恶性的可能，一般而言，这种纯磨玻璃结节可见于炎症、局灶性纤维化、非典型腺瘤样增生，也可见于小腺癌，而且其中部分纯磨玻璃结节经过一段时间的随访后密度可增高，形成半磨玻璃样或混杂磨玻璃样改变，甚至完全实性。一旦出现这种密度的变化常常提示病灶生长较活跃，需密切随访观察。而如果结节直径大于 15 mm，且持续不缩小，密度出现混杂变化，那么恶性可能性很大。所以磨玻璃结节还是需要观察的。

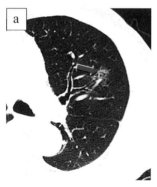
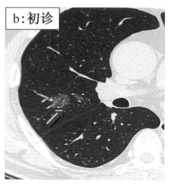
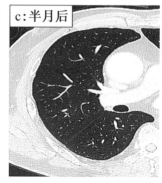

a. 左上肺恶性磨玻璃影   b. 良性磨玻璃影   c. 与b为同一患者，抗感染后完全吸收

4 肺磨玻璃结节影，是见"磨"色变还是放任不管？

答 近年来，随着健康体检 CT 胸部检查的普及，以及 CT 扫描层面越来越薄，肺磨玻璃结节检出率越来越高。有部分人做 CT 查出来肺磨玻璃结节后常常恐慌不安，整天忧心忡忡，谈"磨"色变。还有一部分人则相反，对肺磨玻璃结节放任不管，不当回事，也不去定期复查。其实，这两种态度都不可取。正确的做法是听从医生的建议坦然面对。直径小于 5 mm 且密度较淡的肺磨玻璃小结节，一部分可能是炎症、局灶性肺纤维化、肺出血等，如随访发现磨玻璃结节长大、变实，就有可能是早期肺腺癌，但也不必过分害怕，因为以磨玻璃结节为早期表现形式的肺腺癌是一种惰性癌，进展非常缓慢，它从不典型腺瘤样增生→原位癌→微浸润腺癌→浸润腺癌的演变是一个长时间过程。我们完全有足够的时间在原位癌或微浸润腺癌阶段就做微创手术切除它，这种早期肺癌的 5 年生存率为 100% 或接近 100%，手术后也不需要放化疗。当然我们也不能对肺磨玻璃小结节放任不管，如果几年也不去复查 CT，一旦结节发展成浸润腺癌，手术切除后不仅需要放化疗，而且可能有转移，其预后相比早期(原位癌或微浸润腺癌阶段)切除要相差许多。

⑤ 发现肺结节后怎样合理随访？

答 有的肺结节最长需要终身随访观察,肺结节根据临床特征分为低危、中危和高危。低危指年轻(＜45岁)、不吸烟、无肿瘤家族史、结节小(＜8 mm),结节边界清楚和(或)非上叶结节;高危指年长(≥60岁)、重度吸烟(每天多于1包)、有肿瘤家族史、有慢性阻塞性肺疾病病史、结节边界不规则和(或)上叶结节;中危介于低危和高危两者之间。具体随访策略如下:

(1) 对于实性结节影像学随访策略

① 直径＜4 mm建议每年复查1次CT。

② 直径≥4 mm且＜6 mm低危人群1年复查CT,如无变化,每年定期复查;高危人群每半年复查胸部CT,观察两年,如无变化,以后年度复查胸部CT。

③ 直径≥6 mm且＜8 mm低危人群每半年复查胸部CT,观察两年,如无变化,以后年度复查胸部CT;高危人群每3个月复查CT,观察两年,如无变化,以后年度复查胸部CT。

④ 直径≥8 mm低危人群每3个月复查胸部CT,若肺结节较之前增大,则建议外科活检;建议中危人群行PET-CT扫描,高度怀疑者可行外科活检;高危人群行外科手术活检,若活检结果为阳性,建议手术切除。

(2) 对于磨玻璃和部分实性结节影像学随访策略

① 直径＜5 mm孤立性纯磨玻璃结节,每年复查1次CT。

② 直径≥5 mm孤立性纯磨玻璃结节,建议3个月、1年、2年、3年共复查4次CT,如果病灶不变或者实性成分维持在小于6 mm,需每年

复查 CT，满 5 年。

③ 孤立部分实性结节，建议结节稳定或实性成分 < 5 mm 时，3 个月、1 年、2 年、3 年复查 4 次 CT；结节稳定或实性成分 ≥ 5 mm 时，活检或手术切除。

（3）对于多发亚实性结节影像学随访策略

建议纯磨玻璃密度结节直径 ≤ 5 mm 时，第 2 年、第 4 年复查 2 次 CT；纯磨玻璃密度结节直径 > 5 mm 且无主病灶时，3 个月复查 1 次 CT，如果结节稳定，然后进行 1～3 年的年度随访；主要结节为部分实性或实性时，3 个月复查 1 次 CT，如果结节稳定，则推荐活检或手术切除。

6　随访时怎么才算肺小结节增大？

答 要根据平均直径来判断，平均直径＝（结节的最长径＋与其经线垂直的长度）/2。对于 < 15 mm 的结节或多发结节，任何一个结节或实性区平均直径增加 ≥ 2 mm，即可认为增大；对于 ≥ 15 mm 的结节灶，平均直径增加 15% 以上可认为增大。

7　何为肺结节短时间增大？

答 结节的生长速度一般用体积倍增时间来计算，即结节体积增加一倍所需的时间。结节生长速度一般与结节的良恶性及血液供应有关。根据研究显示：一般恶性结节的倍增时间为 30～400 天，而短时间增大的多为感染性结节，多数短于 30 天，良性结节一般倍增时间较长，稳定时间超过 24 个月。

8 **肺结节短时间增大是手术还是活检**？

答 肺结节短时间内增大如何处理,要从以下几方面考虑:

(1) 恶性实性结节:恶性实性结节的容积倍增时间多为30~400天;而部分实性结节及磨玻璃结节常呈惰性生长,其容积倍增时间一般长于400天。如果结节增长特别迅速,容积倍增时间明显少于30天,则考虑恶性的可能性较小,可抗感染治疗后复查,必要时考虑行支气管镜、增强CT、PET-CT扫描或经皮肺穿刺活检等明确诊断再决定下一步治疗方案。

(2) 肺癌高危结节:肺癌高危结节,如直径 ≥ 15 mm 或直径介于8~15 mm 且表现出恶性CT征象(分叶、毛刺、胸膜牵拉、含气细支气管征和小泡征、偏心厚壁空洞)的肺实性结节、直径 ≥ 8 mm 的部分实性结节短时间内增大,均应由胸外科、呼吸科及医学影像科医师多学科联合会诊,决定是否需要进一步检查来明确诊断,以及采取什么方法进行治疗。对于高度怀疑为恶性且适合外科手术治疗者,首选外科治疗。

9 **为了观察肺小结节变化,是不是CT检查越频繁安全性越高**？

答 不是的。如果肺小结节是恶性的,其长大也需要一定的时间。根据前面提到的肿瘤倍增时间,不同的肿瘤病理类型倍增时间不同,肺腺癌结节平均约为220天,而鳞癌、小细胞癌则平均分别约为100天和80天,Ⅰ期肺癌平均约为200天,Ⅱ期肺癌则平均约为120天。肺小结节即便为恶性,多处于Ⅰ-Ⅱ期,当临床医生接诊肺小结节患者时,一般初步评价它是高危结节、中危结节还是低危结节。如果是高危结节,会建议患者积极处理,不建议随访。如果医生建议3~6个月随访,至少说明不是高危结节。对于中危结节,按照《肺结节诊治中国专家共识(2018

年版)》常在 3 个月后进行随访观察其生长特性,并后续按照 3、6、12 个月复查的原则;而对于低危结节则建议 1 年后随访,但如果发现小结节出现变化则纳入高危结节处理,如小结节无生长则继续年度随访。频繁的胸部 CT 检查会让患者接受更多的放射线照射。如果考虑是良性病变,就更没有必要频繁接受 CT 检查。因此,患者具体接受 CT 检查的时间间隔应根据医生建议,而不要盲目频繁地做胸部 CT 检查。

10 肺结节几年都没有变化就不需要再观察了么?

答 随访观察需要分几种情况来说:

(1) 高危结节:直径 ≥ 15 mm 的实性结节以及直径介于 8~15 mm 且表现出恶性 CT 征象(分叶、毛刺、胸膜牵拉、含气细支气管征和小泡征、偏心厚壁空洞)的肺实性结节;直径 ≥ 8 mm 的半实性结节也定义为高危结节,若 3 个月后随访复查 CT 结节没有变化时,考虑为恶性可能大,建议手术切除。若结节缩小,建议后续 6 个月、12 个月和 24 个月进行胸部 CT 检查随访,仍无变化者建议长期年度 CT 检查随访,随访时间不少于 3 年。

(2) 中危结节:直径介于 5~15 mm 且无明显恶性 CT 征象的实性结节、直径 ≤ 8 mm 的半实性结节、直径 > 5 mm 的纯磨玻璃结节定义为中危结节,建议 3 个月、6 个月、12 个月和 24 个月 HRCT 检查随访,并做结节薄层三维重建。如果结节出现增大变化则建议手术,无变化或缩小则建议继续 CT 检查随访,随访时间不少于 3 年。

(3) 低危结节:直径 ≤ 5 mm 的实性结节、直径 ≤ 5 mm 的纯磨玻璃结节定义为低危结节,建议每年复查胸部 HRCT 观察其生长情况。如结节具有生长性,则建议手术;结节无变化或缩小则建议继续胸部 HRCT 随访,随访时间不少于 3 年。

总之,对于高危结节如果随访没有缩小,还是建议手术的。中低危的结节随访时间不少于 3 年,3 年之后最好每年随访一次。

⑪ 肺结节变成肺癌的时间要多长?

答 对于临床上首次发现的肺结节,难以确定良恶性,在随访过程中有些患者一两个月就被确诊为恶性,也有些患者一两年后才被诊断为肺癌,还有些患者随访多年没有变化,最终被确诊为良性病变。临床医生常根据患者的临床表现、胸部 CT 影像资料将肺小结节分为高危、中危或低危结节并进行随访管理。显然,高危结节最终被诊断为肺癌的间隔时间较短。肺小结节发展为恶性的时间不仅与结节的大小、形状、边缘特征及病理类型有关,也与肺结节密度相关。恶性实性结节倍增时间约为 150 天,半实性结节约为 460 天,而磨玻璃结节则约长达 800 天。在评价肺结节恶性风险时,还需要结合患者潜在的风险因素,包括年龄(55～74 岁)、吸烟史(多于 30 年或戒烟少于 15 年)、肺部慢性炎症及肺结核病史、胸外恶性肿瘤史、肿瘤家族史及职业暴露等综合考虑(下图为三例罹患恶性肺结节患者胸部 CT 随访动态变化)。

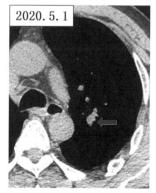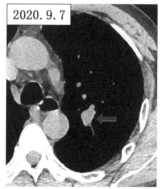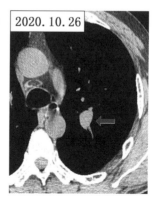

左肺恶性实性结节的发展变化(纵隔窗)

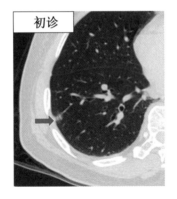 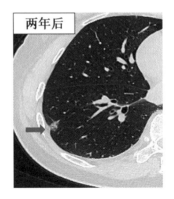

右肺恶性部分实性结节发展变化

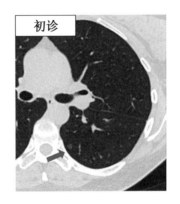 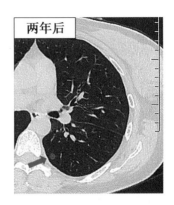

左肺恶性磨玻璃结节的变化

12 随访观察肺小结节大小没变，但是密度或者形状变化了怎么办？

答 有些肺磨玻璃小结节，经过1～2年或者2～3年随访观察，大小没有变化，但其密度增加了，提示磨玻璃结节是恶性的可能性较大。因为有些恶性磨玻璃结节在生长恶变的过程中，主要表现为密度的增加，而大小变化并不明显。目前我国专家达成初步共识，肺磨玻璃结节一年左右复查，CT值增加100 HU以上考虑原位癌、微浸润腺癌等可能性较大,需行积极的外科手术治疗。此外,肺小结节边缘发生了变化,出现分叶征、毛刺征、锯齿征等,也考虑恶性的可能性较大,需进行积极的手术干预。

13 几年前体检医生就说有肺小结节,现在小结节还在这个位置没有变化,会有问题么?

答 肺小结节随访几年后未发生变化,如果是实性小结节,绝大部分应该没问题。直径 ≤ 3 mm 的实性小结节绝大部分都是良性的,为肉芽肿或肺内淋巴结。在实性肿块性肺癌中,小细胞肺癌倍增时间(体积增加 1 倍或直径增加 1.26 倍所需时间)较短,大约 2 个月,鳞癌约 3 个月,腺癌则可能在 4 个月到 3 年不等(依病理类型而异)。所以,稍大的实性结节(直径 > 3 mm)如果随访几年没有变化,基本也不考虑恶性病灶,而倾向于陈旧性炎性肉芽肿。但是,要警惕极少部分慢性炎症病灶,经过几年、十几年后会演变成肺癌,所以直径在 10～20 mm 以上的实性结节需要每年随访一次,观察结节有没有增大。

但对于肺磨玻璃结节,随访几年没有变化并不能说明它就是良性的。恰恰相反,它们当中大多数还是恶性的。表现为磨玻璃结节的肺癌是一种惰性癌,其倍增时间较长,为 2～3 年,也可能几年都不变。肺磨玻璃结节中,炎性磨玻璃结节几周或几个月就可吸收消散,肺泡出血更是短时间就可吸收,只有局灶性肺纤维化可以几年不变,但局灶性肺纤维化边缘锐利,多呈边缘凹陷的多角形或多边形,与恶性的磨玻璃结节形态有差异。

14 年轻的时候得过肺结核,现在的小结节是不是原来结核留下来的瘢痕?

答 不好说。既往患有肺结核的病人,一般肺部会有一些陈旧性病灶,可能有结核球或钙化灶等,但这些病灶一般长时间变化不大。现在发现的小结节是否为结核留下的陈旧性病灶,需要与既往胸部 CT 对比,还得看结节是否有钙化,如果现在发现的结节与既往胸部 CT 上结节相差不大,且有钙化,则考虑为既往结核遗留下的。

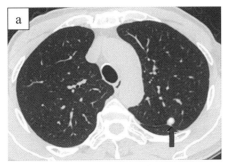 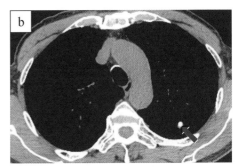

a."结核球钙化"在肺窗显示　　　　b."钙化灶"在纵隔窗显示

15 发现肺小结节后,医生让定期复查,会不会在复查间隔期突然增大?

答 这是有可能的。前面我们已经提到过肺小结节的概念以及肺小结节的复查周期,强调了基于肺小结节的大小、性状的不同以及危险度的不同,肺结节随访复查的时间间隔也不一样。低危险性小结节在 3 个月内突然增大的可能性不大,所以才叫做低危;而高危险性的结节之所以称为高危,就是因为它是恶性的可能性大,其突然增大的可能性也比较大。我们以 3 个月为期,如果小结节明显增大,那么考虑恶性肿瘤的可能性就大(尽管临床上这种情况比较少见)。所以起初以 3 个月为间隔作定期复查随访是比较安全的时间间隔。3 个月复查时如果结节明显增大,至少能说明结节的生长符合了肿瘤"增长快"的生物学特性,通常建议手术切除。事实也证明,增长较快的结节手术后病理诊断为"肺癌"的比例更高。总的来说,肺结节 3 个月随访增大不是件好事。

16 多个肺小结节观察期间一个增大,其他的没变化怎么办?

答 随着 HRCT 的广泛应用,肺结节精准诊断率得到极大提高。临床工作中我们发现,部分患者可同时有数个肺小结节存在,对此通常需要随访。如果在随访观察期间,发现其中一个小结节短时间增大,那么其恶性的可能性较大,建议作活检或外科手术治疗。除了体积增大需要密切关注外,肺小结节出现以下情况也要警惕:如密度增高、局部出现实性成分、结节虽略有缩小但实性成分增大、结节周围出现血管聚束等征象。出现这些表现时,应缩短随访时间间隔,必要时考虑活检或手术干预。对于那些无变化的肺结节可独立评价,一般选择继续观察,如无变化者与有恶性倾向结节位于一个肺段或肺叶,在手术时也可选择一并切除。

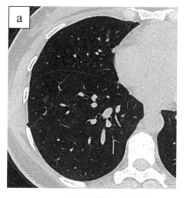
a. 右肺见数个小结节

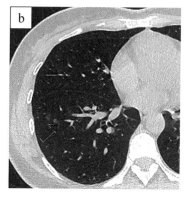
b. 数个小结节有一个增大

17 同时发现几个肺小结节，会不会都是有问题的呢？

答 体检做胸部CT时，有时会一下子发现好几个肺小结节，病人通常很紧张，那么会不会几个肺小结节都是有问题的呢？一般来说，直径<3 mm实性小结节绝大部分是良性的，主要是感染性肉芽肿（细菌性、结核性、真菌性）及肺内淋巴结。直径<5 mm且密度较淡的纯磨玻璃结节可能是炎症局灶性肺纤维化或不典型腺瘤样增生。除此之外的结节，需要随访复查才能确定其性质，如果几个肺小结节同时存在恶性征象或随访复查中都有增大、密度增高，则要考虑都是恶性的可能，我们临床工作中确实遇见过同期多原发肺癌的情形。

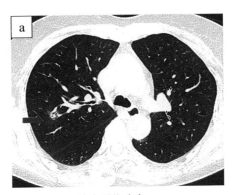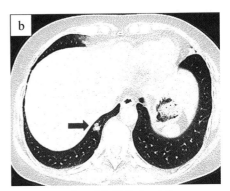

a. 右上原位腺癌

b. 右下浸润性腺癌(a,b为同一患者同一时期)

18 从前患过其他部位肿瘤的人得了肺小结节怎么办？

答 对于原来有过肺外恶性肿瘤病史的患者来说，无论以前的肿瘤是在什么部位或是否手术彻底切除，一旦其肺部发现结节都应高度重视。通常对于新发现的肺部结节，它既可能是良性病变，也可能是原来肿瘤的转移，还可能是肺部的原发性肿瘤。肺结节CT形态学表现对判断良性、原发或转移瘤的来源有较强的提示意义。有研究发现：近80%～90%的甲状腺癌、肝癌及肾癌的肺转移瘤表现为光滑球形灶；喉癌、结肠癌及乳腺癌近60%的转移灶形态不规则；乳腺癌肺转移多表现为肺内大小不等的多个结节，单个结节者少见。原发肿瘤以胃、乳腺和肺本身的肿瘤在肺部转移灶的情况最为常见，而肺部转移灶是由其他原发肿瘤经淋巴道转移所致，所以肺门和纵隔淋巴结常受累及，且CT常表现为双肺弥漫的粟粒样的结节，以双下肺和周边肺野分布为主，轮廓比较清楚，通常结节呈实性而非毛玻璃样的，这些都是转移灶的基本特点。如果肺结节考虑是其他部位肿瘤的晚期转移而又不能马上病理确诊，可以通过一些检查辅助诊断，比如肿瘤特异性抗原的检测、PET－CT检查等。总之，对于原来有过肿瘤病史的患者，一旦发现肺结节既要高度重视，力求明确性质，也不要过度紧张，因为毕竟大多数结节是良性的。

19 肺小结节会导致胸部疼痛吗？

答 如前所述，肺小结节是许多种疾病在肺部的影像学表现，可以是正在发生的炎症，也可以是肺部发育过程中留下的错乱组合，还可以是特殊病原体感染留下的纤维增生。人们感觉到的胸部疼痛一般是两种情况：一种是呼吸的时候疼痛，通常是呼吸时胸膜受到牵拉所致；另一种是不呼吸的情况下也疼痛，包括食管疼痛、心源性疼痛、大血管受到压迫疼痛、大面积炎性刺激等都会表现为屏气情况下也痛。通常情况下，肺结节位置如果不在边缘，不靠近胸膜是不会导致疼痛的，而且即使靠近胸膜如果不是炎症一般也不会引起疼痛。需要提醒的是，有些特殊情况，肺结节也会导致疼痛，包括肺结节靠近胸膜且在短期内快速生长，牵拉脏层胸膜，这时候可能会感到背部或腋下隐隐微痛。所以，如果在胸部CT检查中发现有肺结节同时又有疼痛，我们首先要排除其他原因引起的疼痛。

20 肺小结节会导致咳嗽吗？

答 咳嗽是人体气道对于刺激的生理反应和防御机制，它受到许多因素的影响，可以通过咽喉、食管、气管以及支气管等部位的受体激活而产生。人们在感冒、支气管炎、肺炎或者气道过敏等情况下最易咳嗽，这些情况多是气管支气管发生了局部炎症充血或是炎性分泌增多造成的。此外，误吸、反流性食管炎等也可出现咳嗽。肺结节如果在气管腔外生长，对气管支气管没有形成压迫是不会引起咳嗽的，而如果肺结节比较大，且在腔内生长或者即使不在腔内生长但对气管支气管腔产生压迫方会导致咳嗽。需要指出的是，如果发现的肺结节直径很小，那么即使在腔内生长其引起咳嗽的症状也是很轻微的，这也是肺结节在早期阶段不太容易被发现的重要原因。总之，肺小结节通常不会引起咳嗽。

21 发现肺小结节，有些宣传建议吃药，到底需不需要用药？

答 发现肺结节后，肺结节的性质在尚未明确的情况下，并不建议患者盲目用药治疗肺小结节。而且目前市面上所售的一些所谓的抑制结节增生的药物，其临床确切疗效有待进一步商榷。临床医生会根据患者情况及结节具体性质做出相应的处理策略。有些结节在随访过程中可自行消失，而有些结节逐渐增大最终确诊为恶性是需要尽早手术治疗的。如果医生考虑肺结节是急性炎性病变所导致的,如边缘不清楚的磨玻璃结节,会建议患者进行试验性的抗感染治疗,如静脉滴注或口服抗生素,后期复查胸部 CT 观察肺结节变化,如果缩小或者吸收,那么考虑为良性病变。如果肺结节具有毛刺征、空泡征、棘状突起、分叶征、血管征等恶性征象,那么临床医生通常建议患者穿刺活检明确诊断或手术治疗,不建议患者盲目用药,以免耽误病情。

22 有了肺小结节医生让吃抗菌药物,为什么?

答 肺结节中确实有一部分为炎性结节,本质上属于良性结节。对于此类患者,可尽早进行抗菌药物的治疗。如果经过短期(一般少于 2 周)的抗菌治疗后,复查胸部 CT 提示肺结节明显缩小甚至完全吸收,可帮助医生对其炎性性质的判定,从而解除警报。大多数肺结节没有症状且在 CT 表现上也没有明确的炎性表现,一般不需要服用抗菌药物,对于暂时无法判断良恶性倾向的肺结节,可以定期随访或采用其他方式进一步检查以明确。此外,对于一些实质上是结核而表现为肺结节的病灶需要进行抗结核治疗,通常至少须持续半年以上的疗程。

23 增加运动会不会对肺小结节吸收有帮助?

答 肺结节有良性和恶性之分。有研究发现,在吸烟者中,过度运动还可能促进肺癌的发生;而在不吸烟人群中,适量运动有抑制肺癌的可能。但手术前后,在专业医生指导下行肺康复锻炼能提高患者的运动耐量、生活质量,改善心肺功能,促进术后恢复,缓解焦虑、抑郁等状态。另有研究发现,有氧运动可显著改善肺恶性结节患者的生活质量,特别是在改善患者自身心理情绪、呼吸功能等方面。如肺结节为感染性结节,应当以休息为主,并加抗感染治疗,不宜增加运动。因此,增加运动对肺结节未必有益。

24 肺结节患者可以服用中药来干预治疗吗?

答 可以。现代医学对初始发现的肺结节主要采取定期随访观察,对于那些恶性概率较大且有手术指征的肺结节患者,应首选手术治疗;而对于那些处于良性肺结节随访观察期,或者恶性肺结节但不能耐受手术或不愿意手术及其他性质不明的结节患者,可采用中医药辨证施治。据近年来的许多报道,中医药在抑制肺结节增长、延缓肺结节病情发展、舒缓患者焦虑情绪、改善患者生活质量等方面都具有一定的作用。所以,肺结节患者在性质不明确、随访观察期间或者结节性质明确之后,甚至是恶性肺结节术后都可以选择中医药干预治疗,但要注意的是,患者应当前往正规、具有资质的医疗机构进行就诊,避免上当受骗以致病情延误。

25 哪些患者是中医药治疗肺结节的优势人群?

答 除却有明确服药禁忌的患者,大多数肺结节患者都适合通过中医药来干预病情,但根据临床实际情况以及肺结节病因病机分析来看,以下几个人群在应用中药之后可能会取得更好的效果:

(1)情志不畅的患者:临床上常见有一部分肺结节患者以情志不舒、心情不畅为主证,此类患者多为中年女性,因生活或者工作压力,长期处于抑郁、焦虑的状态之中,此类患者常常兼见有甲状腺结节、乳腺结节等。虽然发生的位置不同,但此类患者的肺结节、甲状腺结节或是乳腺结节,其病机大致皆属于肝气郁结,肝失调达。肝主疏泄,调达气机,肝郁则气滞,气滞则津停,易凝聚成痰,发为本病。值得一提的是,随着现代人生活节奏的加快,也会有男性患者因情志不畅、肝郁气滞、痰凝于肺,而发为肺结节。但此类患者大多数还是中年女性。清代名医叶天士的《临证指南医案》中有云:"女科病,多倍于男子……从左而起,女人以肝为先天也。"由此可见,比起男性来讲,女性更容易罹患与情志相关的疾病。在治疗上,中医常采用逍遥散、柴胡疏肝散等疏肝理气的方剂再加减化裁,辅以养血、化痰、祛瘀等中药,随证治之,在控制病情、缓解患者焦虑、抑郁情绪方面常能获得不错的效果。

(2) 有吸烟史的患者:这部分患者大多为男性,有长期吸烟史,肺部CT常提示肺结节、肺气肿、肺大疱等病理改变。肺与外界相通,烟草经高温燃烧产生的烟雾属于"外邪",经口鼻直中娇脏,随后沉积于肺中,导致肺气宣发肃降功能受损,进而肺调通水道、朝百脉等功能失职,全身津液气血疏布异常而致津凝成痰,血滞为瘀,痰瘀胶着,留而不去,发为本病。当然,不只是吸烟者,有二手烟长期接触史的人群也易发肺结节。因为此类患者存在烟毒沉积于肺,痰饮瘀血阻于肺络的病理状态,所以治疗上以理气化瘀、散结通络为主。如果患者的肺脏长期受烟毒熏灼,因而化热或痰瘀结节郁久化热,耗气伤阴,则应当在化瘀基础上,佐以清热、养阴之品。

(3) 体质虚弱的患者:肺结节的病机是正虚邪实,烟草、化工粉尘、雾霾等外邪侵袭肺脏,属于"邪实",而因年老体衰、术后气血耗伤等原因导致脏腑功能衰弱,则属于"正虚"。正气虚弱与肺脾两脏有着密切的关系,脾胃为气血生化之源,后天之本,元气产生的场所,若中焦元气受损,不能周身运转固护机体,易受外邪侵袭诱发疾病,正所谓"勇者气行则已,怯者则著而成病"。脾失健运,水谷不能化精微,上输养肺,反而积湿成痰,上贮于肺,肺失宣降,久则导致痰凝、气滞、血瘀,三者相互搏结,渐而成块,是为肺积,肺积病程日久则会进一步耗损正气,导致恶性循环。此类患者一部分为年龄较大,不能耐受手术,本身脏腑功能衰弱;另一部分是恶性肺结节术后,损伤肺脏,耗伤气血,肺脾两虚。这类患者的治疗总则应以扶正补虚为主,兼以活血化瘀等。中医药在老年患者的体质调理和术后患者的恢复方面也可以起到很大的作用。

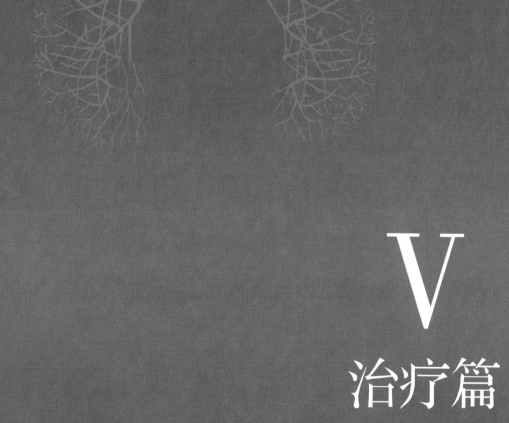

V

治疗篇

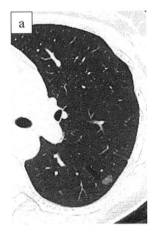

◀ 导引病例 ▶

　　韩女士,今年42岁,单位年度体检进行胸部CT检查,发现肺内两枚磨玻璃结节,她很紧张,赶忙来找我看片子。我在电脑上仔细观察她的影像资料:左肺下叶胸膜下椭圆形混合磨玻璃结节,大小6 mm×10.5 mm(图a),瘤肺界面清楚,考虑为微浸润肺腺癌可能大;左肺上叶磨玻璃小结节,大小3.5 mm×5 mm(图b),边缘密度较高,考虑为原位癌可能大。她听了后很吃惊,问我左肺两个磨玻璃结节都考虑恶性,是远处肿瘤转移来的,还是肺内一个病灶向另一个病灶转移。我说都不是,这是两个单独发生的病灶,两个病灶是各自处于不同时期的早期肺癌,一个是处于癌前病变的肺原位癌,另一个是处于浸润期的微浸润肺腺癌。病人治疗的愿望比较强烈,经呼吸内科、放射科、胸外科多个学科会诊,认为恶性可能极大,需要外科手术干预。胸外科主任立即给她安排了胸腔镜微创手术,两个小结节均行肺楔形切除。术后病理结果正如

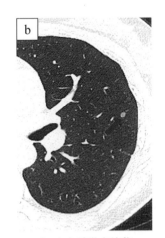

a. 左下叶混合磨玻璃结节　　　　　b. 左上叶微小结节

导引病例 CT

术前所预测：左肺下叶混合磨玻璃结节是微浸润肺腺癌，无淋巴结转移，属于ⅠA期，不需要后续抗肿瘤治疗；左肺上叶磨玻璃小结节是原位癌，属于癌前病变，更不需要处置。术后患者恢复很快，一周后即出院。尽管患者切除两处病灶，但行肺楔形切除，切除的肺体积极小，对肺功能影响很小，术后经过康复，恢复良好，日常生活不受影响。

病例点评

最近几年以来，以肺磨玻璃结节为影像表现的早期肺癌明显增多，而且以女性居多，甚至二三十岁的年轻女性的肺磨玻璃结节，开出来结果都是早期肺癌，少部分病人肺内两个、甚至四五个以上磨玻璃结节，手术结果都是早期肺癌。这些肺内多发恶性磨玻璃结节，临床诊断同期多原发肺癌，而不考虑转移瘤。

近年来，胸外科的胸腔镜技术发展很快，国内许多医院都开展了胸腔镜微创手术，与以往的开胸手术相比，胸腔镜手术大大减少了手术创伤，术后恢复也很快。肺磨玻璃结节高度怀疑恶性者，必要时可择期行胸腔镜微创手术治疗，手术切除范围依据肺磨玻璃结节部位、大小、分期等不同分为胸膜下部分肺楔形切除、肺亚段切除、肺段切除、肺叶切除。对于多原发肺癌，原则是优先处理危险度最高的结节；对于相对集中在单个肺叶的多发危险结节，可以行单个肺叶的切除；对于处于单侧不同肺叶外周的结节，可以同时切除多处位于肺叶外周的结节，依据不同结节风险评估制定相应的手术切除方式；对于两侧多发结节或双侧肺深部的危险结节，则需要根据危险性分期手术。

① **肺小结节什么样的情况下需要考虑手术切除?**

答 近年来,随着胸部 CT 特别是薄层 CT 检查在我国基层医院的广泛开展,越来越多的无症状肺部小结节被发现。这些小结节绝大多数都是良性病变,不需要外科手术治疗。那么什么样的肺小结节或者肺小结节出现什么样的变化时需要外科手术呢?

简单来说,当高度怀疑肺部小结节是恶性病变时,就要考虑手术了。临床主要通过肺小结节大小和密度判断其良恶性。

首先,我们谈谈密度,不同密度的肺小结节其恶性概率不同。依据肺结节密度不同将其分为三类:实性结节、部分实性结节和磨玻璃结节。其中,部分实性结节的恶性概率最高,其次为磨玻璃结节及实性结节。

其次,我们说说大小,对于肺部小结节,特别是直径小于 5 mm 的小结节,主要是通过动态随访观察它的变化来决定是否需要手术或什么时候需要手术。如果复查 CT 出现结节体积增大或结节部位的血管形态发生改变,甚至出现空泡、分叶、周围胸膜的聚集或牵拉等情形常提示恶性可能或恶性转变,应及时考虑外科手术切除。当然,对于需要手术的肺部小结节,我们的手术方式大多选择胸腔镜微创手术。

② **肺小结节生长到多大时需要手术?**

答 一般来讲,如果通过随访,综合评估恶性高度可能时,建议进行手术治疗。对于不同类别的结节有不同的手术策略。

(1) 对于不明原因实性结节直径 >8 mm 者,建议在下列情况下行手术诊断:①临床恶性肿瘤概率高($>65\%$);②PET - CT 显示结节高代谢或增强 CT 扫描为明显强化时;③手术活检为可疑恶性肿瘤;④患

者在被充分告知后,愿意接受一种明确诊断的方法。对于直径 ≤ 8 mm
实性结节者予以常规随访胸部 CT。

(2)对于纯磨玻璃结节,如果结节增大,尤其是直径 > 10 mm 或出
现实性成分增加,通常提示恶性转化,需进行非手术活检和(或)考虑
切除。

(3)对于混杂性结节(mGGN)直径 ≤ 8 mm 者,如果 mGGN 增大
或实性成分增多,通常提示为恶性,需考虑切除,而不是非手术活检。直
径 > 8 mm 者,若结节持续存在,随后建议使用 PET - CT、非手术活检
和(或)手术切除进一步评估。对于具有特别可疑形态(即分叶或囊性成
分)、连续生长或实性成分 > 8 mm 的 mGGN,建议采用 PET - CT、活
检或切除术。大量的证据提示,mGGN 的实性成分越多,发生侵袭和转
移的风险越大,实性成分 > 5 mm 与局部侵袭的可能性相关。对于持续
存在混杂性结节,恶性可能性较大,需引起足够的重视,如暂时不考虑手
术,应考虑 3~6 个月行 CT 扫描随访来评估结节。

总之,在肺小结节随访期间,病灶增大、有实性出现并增密、结节有
增强、有血管征且临床高度疑似恶性肿瘤的患者,应立即进行手术,目前
即使对于 5 mm 左右的微小结节,借助于先进的定位技术也可进行手术
治疗。

③ 肺结节手术风险大吗?

答 说到手术风险,就必须说到手术并发症和死亡率。肺部手术后
并发症常见有肺漏气、胸腔积液、胸腔出血、肺不张和肺炎等。肺结节手
术大多选择胸腔镜微创手术方式,胸腔镜就是我们通常所说的"医用摄
像头",它将手术部位的情况投射到大的显示屏上,手术局部视野可以放

大几倍,能将医生肉眼难以看清的细微结构显示出来,比肉眼直视下的视野更清晰、更灵活。胸腔镜手术能为我们更好地暴露手术视野、显现病变的细微结构、精确切除范围,加上医生精细的手术操作,所以胸腔镜微创手术降低了手术的并发症及死亡率,也就是降低了手术风险。

④ 肺结节的手术到底是不是大手术?对以后的生活影响大吗?

答 肺结节手术大多选择胸腔镜微创手术方式。病人手术中多采用全麻、气管内双腔插管、侧卧体位,一般在胸壁上开 3 个 1.5 cm 的小切口即可完成手术,由于不切断胸壁肌肉,不撑开肋骨,与常规开胸手术相比很大程度上保留了胸廓的完整性和患者的呼吸功能,大大减少了手术创伤,对患者免疫功能的影响也大大减少。通常,胸腔镜手术后当天患者即可下床活动。而常规开胸手术的切口在 20 cm 以上,创伤比较大,切断了胸壁各层肌肉,而且还要强行撑开肋间,胸壁损伤严重。概括来说,胸腔镜手术有以下特点:手术创伤小,术后疼痛轻,对肺功能影响小,对免疫功能影响小,术后并发症少。所以,我们说肺结节的手术是"小"手术。因为创伤小,对以后的生活影响也小,患者通常一周之内即可出院,一个月左右恢复日常生活。

⑤ 肺结节手术过程及术后痛苦吗?

答 肺结节的手术大多数是在胸腔镜下行微创手术。手术过程短,加上麻醉时间,一般 2～3 个小时,组织创伤比较小。手术过程中行气管插管、全身麻醉,没有任何痛苦。手术结束后出现的主要不适反应是苏醒期躁动,据统计其发生率达 20%。对麻醉苏醒期躁动进行有效的控制则是确保围术期安全和平稳的重要手段。随着麻醉药物和技术的发展,麻醉医生会在手术结束前给予静脉滴注阿片类药物来预防苏醒期躁动的发生,其中舒芬太尼就是比较理想的选择,这种药物镇痛效果好、不良反应少、对呼吸的抑制较轻,已经被广泛应用于临床,帮助病人平稳度过麻醉苏醒期。病人在肺结节手术麻醉苏醒后一般回到普通病房,应用多模式镇痛和超前镇痛能明显改善术后急性和慢性疼痛的发生。人们常说的镇痛泵就是控制疼痛的重要方法之一。其实,我们不用过分担心手术后疼痛,肺部手术后,为了更好的术后恢复,医生会鼓励和要求病人早期咳嗽、咳痰,这可能会伴随轻度的胸壁不适和精神压力。这些情况在普通人都是可以耐受的。

⑥　什么是单孔胸腔镜?

答　胸腔镜肺手术分为单孔胸腔镜、单操作孔胸腔镜、三孔胸腔镜手术。单孔、单操作孔胸腔镜微创手术都是从三孔胸腔镜演变而来。三孔胸腔镜手术是在患者手术侧胸外侧区做 3 个 2～3 cm 小切口,其中一个切口用于植入腔镜的光源和摄像系统,另外两个切口用于手术医生进行相应的操作。单操作孔胸腔镜是在胸壁上取两个 2～3 cm 的手术切口,将手术操作所需要的两个切口,与胸腔镜的光源摄像系统所需要的一个切口都结合在一起,只需要在患者术侧胸壁上做一个 3～4 cm 的小切口,就能完成手术操作。单孔胸腔镜与传统三孔胸腔镜相比,主要的优点是减少了患者胸壁上的切口,从而减少患者的创伤,一定程度上减轻了患者的疼痛,这样更有利于患者早期活动、咳嗽以及术后康复,从而缩短患者的住院时间。更加符合当前加速康复外科理念。

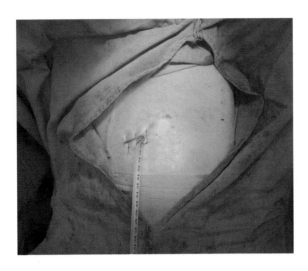

单孔胸腔镜切口

7 **肺结节的胸腔镜手术是单孔效果好还是多孔效果好?**

答 目前肺结节的手术治疗大多通过胸腔镜手术来完成。但临床医生或病人经常面对所谓单孔或多孔手术方式的选择。要说清楚这个问题,首先得搞清楚什么是单孔和多孔胸腔镜手术。传统的多孔胸腔镜手术,胸壁上常需作 3～4 个约 1.5 cm 的小切口,也就是我们所说的"孔",分别是 1 个观察孔(放置胸腔镜的)和 2～3 个操作孔(通过操作器械的)。而单孔胸腔镜手术仅仅在腋前线第 4 或第 5 肋缘定位一个长 3～4 cm 的切口,胸腔镜和操作器械均通过此孔。与传统胸腔镜手术相比,单孔胸腔镜手术具有多方面优势,比如:术后的早期疼痛普遍较轻,术后半年术区感觉异常率降低,患者胸腔闭式引流时间及平均住院日缩短等。有学者认为,单孔胸腔镜手术较三孔或多孔胸腔镜手术更有利于减轻患者术后应激反应、炎症反应以及患者术后的康复。

但是,我们也要看到单孔胸腔镜手术的一些局限性,比如:单孔胸腔镜手术时,镜子和所有操作器械均由此口进出,存在器械之间的相互干扰,因为视角的单向性,部分后方组织存在显露欠佳,有可能发生处理困难或误损伤;对粘连严重和术中出血,可能导致单孔条件下无法处理;处理上叶动静脉及支气管时,直线切割缝合器的置入角度较困难。因此,一些大型治疗中心制定了单孔胸腔镜手术的操作规范和特殊流程。对于难度较大的胸部手术,比如肺段切除、支气管肺袖式切除等,选择单孔术式要多加斟酌。传统的多孔胸腔镜手术能提供多维视角及操作空间,在这方面有其优越性和安全性。

综上所述,选择单孔还是多孔胸腔镜手术方式,主要是根据病情、手术的难易程度以及医生的操作习惯和技巧而决定的。不应过度强调某种术式的优势而忽略它的局限性。

8 肺小结节手术前需要跟患者和家属谈话,医生通常会说什么?

答 肺小结节术前谈话通常围绕以下几个方面进行:

(1) 我们的手术计划是胸腔镜下微创手术,但如果患者以前曾受过胸部外伤或者患过胸膜炎等疾病可能出现胸膜粘连(肺与胸壁),若粘连过于致密可能需要转为直视下开胸手术。开胸手术与微创手术,在治疗效果上没有区别,经过一定时间的术后恢复自我感觉上也没有明显差异,任何时候镜下手术转为开胸手术都是为了手术安全考虑,因此思想上不需要有负担;有些肺结节位于肺实质深部,手术操作时需要解剖大血管,同时因为个体差异少数患者存在血管变异畸形,手术当中可能因各种原因导致出血,少量失血对身体影响很小,若出血量比较大时则需要适当输血,而发生真正危及生命的出血非常罕见。

(2)尽管是微创手术,但仍有少数患者可能会出现术后疼痛不适。对此,我们有相应的镇痛方案,镇痛方案实施后这种术后疼痛基本可以控制。当然,术后尤其需要注意主动咳嗽促进肺康复。

(3)根据术前的相关检查,患者肺结节考虑恶性。具体病理结果尚需依据术中冰冻切片及术后的病理诊断,大多数的肺结节患者术后可以获得治愈,少数患者手术后仍有复发转移的风险。因此,术后病理诊断结果是决定术后是否需要进一步治疗的关键。

(4)实施肺结节腔镜手术患者住院时间,一般情况下为1周左右。由于肺部手术会在肺部形成创面,因此存在发生肺漏气的风险,不同手术方式以及肺部解剖发育情况导致的术后肺漏气风险有差异,以致部分患者术后住院时间有所延长。不过术后肺漏气大多数会在1～2周内愈合,极少数需要二次手术。

(5)另外需要告知患者及其家属,肺结节手术总费用通常在4万～5万元。

9 胸腔镜下肺结节手术需要住院几天?

答 胸腔镜下肺结节手术属于微创手术,住院后一般经历这样几个时间段:术前检查和准备、手术、术后恢复。

(1)术前检查和准备:需要行常规血液检查,如血常规、肝肾功能、凝血常规、输血常规等;胸腹部的CT检查,脑部及心脏的相关检查;肺功能及动脉血气分析检查;有时还必须行PET-CT检查以排查有无转移。这些检查一般需要2～3天时间。

(2)手术:手术过程一般2～3小时即可完成。

（3）术后恢复：第 1 天可流质饮食，第 2 天即下床活动，第 2～3 天拔除引流管。因此，整个住院时间大约 1 周。

10 **肺结节手术费用是多少，职工医保、居民医保和商业保险能报销多少**？

答 胸腔镜下肺结节手术属于微创手术，住院后一般经历这样几个时间段：手术前检查和准备、手术、手术后恢复。具体检查内容及手术时间等见本篇第 8、第 9 问。整个住院时间大约 1 周。微创手术前后用药很少，所以药品费用比例很低。主要是胸腔镜手术过程中需要使用一次性器械产生的费用，例如腔镜下直线切割缝合器、各种组织及血管闭合钉、切口保护软套等。

根据各地的医保政策不同，报销后费用有一定差异。以南京地区为例，职工医保报销前总费用为 5 万元左右，报销比例约为 75%，因此，目前单个病人可能需自费 1 万元左右。对于居民医保及农村合作医疗保险，报销比例低于职工医保，其报销比例通常在 50%～60%，故所需要自费承担费用为 2.5 万元左右。关于商业保险，治疗肺结节的住院医疗费用属于医疗保险范围，但如何报销以及报销哪些项目取决于商业保险的医疗保险合约。

11 **肺部多个结节可以手术吗**？

答 如果一下子检查出肺部多个结节，想必无论是谁都会非常紧张。肺作为呼吸器官分左右两侧，右侧肺又分为上中下三个肺叶，左侧肺分为上下两个肺叶。肺部多发结节是指多个小结节局限性或弥散性分布于肺内各处。遇到这样的问题,我们要根据这些结节的危险程度不同,来制定不同的处理策略。如何区别肺结节的恶性概率(危险分级),我们已经在前面有关篇节中详细说明了。那么,评估后的高危险结节该如何处理呢? 原则是优先处理危险度最高的结节。对于相对集中在单个肺叶的多发危险结节,可以行单个肺叶的切除;对于处于多个肺外周的结节,可以在切除危险度高的结节的同时楔形切除其他几个结节;对于分散在多个肺叶或双侧肺深部的危险结节,则需要根据危险性分期手术。手术大多可以在胸腔镜下完成。

12 有患者肺结节手术后经常说胸壁疼痛是何原因?

答 胸腔镜手术作为胸部微创手术的代表,具有创伤小、恢复快的特点,已经被成熟应用于肺小结节手术中。但并不是手术微创化后,病人手术后就完全没有疼痛,只是疼痛的程度明显减轻,疼痛持续时间明显缩短了。据临床观察,有些患者在术后几年时间仍诉有胸壁慢性疼痛。是什么原因导致的呢,有什么方法预防或减轻呢? 首先,我们要搞清楚一个概念——术后慢性疼痛。根据国际疼痛协会的诊断标准,术后慢性疼痛是指接受外科手术后 2 个月以上,手术切口已愈合而切口部位仍持续有疼痛症状出现。胸外科术后慢性疼痛直接或间接影响了患者术后肺功能的恢复,包括深呼吸受限、咳嗽排痰障碍甚至肺不张等。此外,相当部分慢性疼痛患者会出现焦虑、抑郁等心理症状。根据目前国内外文献报道,胸腔镜手术后约 20% 患者会出现术后慢性疼痛,只是轻重程度不同。肋间神经损伤被认为是疼痛的最主要原因,在胸腔镜手术过程中,虽然切口只有约 1.5 cm,但手术器械在小切口内频繁出入,切口皮肤、肋骨及肋间神经会受到挤压,导致了术后慢性疼痛发生。所以并不是切口小、切口少术后慢性疼痛就一定轻,这主要看局部肋间神经的受损情况。

13 肺结节手术后的患者将来还会不会再有新的肺结节?

答 这个问题要从以下几个方面看:

(1) 如果先前手术切除的肺结节病理结果证实是良性的,那么手术结束后再次发生肺结节的机会与其他正常人发生肺结节的机会差不多。

(2) 如果先前手术切除的肺结节是介于良恶性之间的,如原位癌(肿瘤细胞尚未突破黏膜层,处于癌前病变阶段),那么原部位再出现新发结节的风险与常人相近,只要手术切除干净,在原来部位再次出现新生结节的机会还是比较低的,当然对这类患者在临床上还需要做长时间的随访观察。

(3) 对先前手术切除的是恶性肺结节的就需要特别警惕了。对于ⅠA期患者,尽管术后5年无复发比例超过95%,但仍有部分患者术后5年尚存复发风险,这种风险的比例通常不超过5%。此外,我国还有专家研究发现,对于ⅠA期患者在手术时如果发现有脉管受到侵犯,那么其出现复发的风险会更大些。

(4) 需要指出的是,即使手术切除了原来的结节,长时间随访原部位没有出现结节,也不能排除在其他非手术部位出现新生结节的可能,这与原来的结节可能不是一回事,而可能是这类患者自身基因突变易感性的缘故。总之,对进行过肺结节手术的患者而言,是否会出现新的结节要根据具体情况看,尤其对原来切除结节是恶性的要做好随访观察。

14 什么样的小结节需要反复手术?

答 有的患者在肺部同时发现多个高危结节,可能涉及需要分次手术的问题。这里,我们要了解一下肺的分叶和分段。解剖学上,肺分为5叶(左侧2叶,右侧3叶),又再细分为18段。多发的高危结节,可能位于同侧的不同肺叶、肺段,也可能位于不同侧的肺叶、肺段,这就需要临床医生根据结节的多少、切除范围的大小以及患者心肺功能的耐受情况综合考虑一次还是分次手术的问题。一般而言,对于处于同侧、不同肺叶或肺段的多发结节,可以行同期(即一次性)或分期(分次)手术切除。对于处于不同侧的多发结节,一般分次手术,总的原则是手术彻底切除病灶的同时保证患者安全。

15 手术后病理报告不典型增生或微浸润,何为不典型增生? 何为微浸润?

答 不典型增生(atypical hyperplasia,AH)主要包括气管鳞状上皮不典型增生及肺泡上皮不典型腺瘤样增生,为癌前病变。气管鳞状上皮不典型增生常发生于气管隆凸处,可表现为黏膜皱褶变浅、消失,表面粗糙无光泽,偶尔呈轻微隆起的斑块状。病灶通常很小,平均直径8~9 mm。肺泡上皮不典型腺瘤样增生是指轻到中度、不典型的立方或矮柱状细胞沿着轻度增宽的肺泡壁生长的增生性疾病,有时累及呼吸性细支气管,导致周围型肺泡发生局灶性病变,直径通常<5 mm,一般缺乏间质性炎症和纤维化。不典型增生病变并非癌症,可能不发生恶变,长期稳定存在甚至好转消退,就算发展成肺癌一般也要数年时间,因此不典型增生可以定期随访。微浸润腺癌(minimally invasive adenocarcinoma,

MIA)是指癌早期,病灶直径 ≤ 3 cm 的孤立性小腺癌,肿瘤细胞贴肺泡壁生长,间质浸润 ≤ 5 mm,形成实质性成分,非实质部分中仍有大量弥漫分布充气肺泡腔存在。因而影像学上微浸润腺癌表现为伴有中央部分实性成分的肺内磨玻璃结节影(GGO),需手术切除,手术切除后 5 年无瘤生存率接近 100%。

16 肺部原位癌是肺癌吗?

答 有些肺部小结节通过手术病理证实为肺部原位腺癌(adenocarcinomainsitu, AIS),通常是直径 ≤ 30 mm 的局限性病灶,肿瘤细胞沿着肺泡内壁框架生长,且没有浸润基底膜,也就是没有突破基底膜,无间质、血管或胸膜受侵犯,细胞类型多为非黏液性,很少为黏液性,常见细胞壁间隔增生,特别是在非黏液腺原位癌中。肺部原位癌在原则上不能与肺癌划等号,2021 年《世界卫生组织肺癌分类》制定了肺癌前病变(前驱病变)的三种主要类型:①腺体前驱病变,即非典型腺瘤样增生和原位癌;②鳞状细胞前驱病变;③肺神经内分泌肿瘤前驱病变。因此,肺原位癌属于肺部癌前病变,不能被诊断为肺癌。

17 不同的病理类型能提示预后吗?

答 肺结节病理类型主要分为三大类:良性结节、癌前病变和癌性结节。

良性结节主要分为非肿瘤性良性结节和肿瘤性良性结节。非肿瘤性良性结节主要有炎性肉芽肿、真菌感染、结节状肺炎和脓肿等;肿瘤性良性结节较为少见,大部分为硬化性肺泡细胞瘤,少数为肺腺瘤和错构瘤。良性结节经过相应的处理及治疗后大多预后良好,不会有复发与转移。癌前病变的三种主要类型(见本篇第 15 问),通过早期手术切除通常能达到根治效果,预后较好,5 年生存率为 100%,不需要做其他后续的特别治疗。

癌性结节最常见的病理类型为腺癌,其次为鳞癌,神经内分泌癌(小细胞癌、大细胞癌、类癌)罕见。腺癌病理又分为微浸润癌(MIA)、浸润性癌(IAC)。微浸润癌通常经手术切除后预后良好,5 年生存率可达 100%。浸润性癌预后相对较差,根据其生长模式分为贴壁型、腺泡型、乳头型及实体型微乳头型,这其中贴壁型及腺泡型预后较好,乳头型次之,实体型预后较差,微乳头型预后最差。但早期尚未远处转移,行根治性切除术后的 5 年生存率也可达到 90%。鳞癌及神经内分泌癌通常不表现为孤立性肺结节,排除转移后早期行根治手术,大部分患者预后尚可。对于多发性肺结节还应警惕肺转移性肿瘤可能,该类患者以治疗原发性肿瘤为主,预后差。

18 肺结节的局部介入治疗方式包括哪些?

答 肺结节的治疗方法除常规行手术切除外,还包括消融、光动力技术、放射性粒子植入等微创方法。

(1) 消融:消融的适应证主要是周围型肺癌或结节,配合影像将消融电极经皮穿刺入结节内,以高温、电流、灌注药物等方式使细胞坏死,消除结节。基本消融方式包括热消融和冷消融。

① 热消融:包括射频、微波、激光等方式。射频消融的原理是应用交变高频电流使离子发生高速震荡,互相摩擦,将射频能转化为热能,使肺结节周围的肺组织发生凝固性坏死,常适用于直径 6～8 mm 的肺小

结节;微波治疗主要是通过高频率电磁波穿透人体,在组织内产生热量,直达病灶部位促进血液循环和新肉芽生长,还可以用微波进行切割,对病变部位瞬时放电、固化病变组织;激光消融可利用激光将结节直接汽化消融,从而达到治疗目的。

②冷消融:利用超低温选择性冷冻来摧毁病变组织。在CT或超声定位引导下,将消融针刺入病变组织中心,利用氩气使温度降低冻结病变部位,再利用氦气升温进行消融,以此方式反复冻融,使病灶消退。

(2)光动力技术:通过静脉注射某种光敏剂,使病灶部位的光敏剂聚集到相应浓度,再用特定波长的光源对该病灶处进行照射,使细胞坏死、凋亡。光动力治疗对病变组织有高度选择性,很少对正常组织造成损伤,具有定位准确、创伤性小、安全性高等优点。

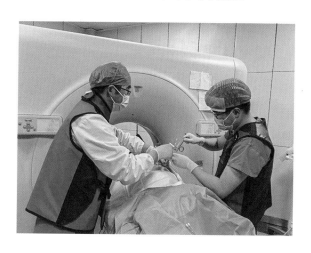

放射性粒子置入操作实景图

(3)放射性粒子植入:将微型放射性粒子植入病灶或肿瘤浸润组织中,通过放射性粒子源持续释放 γ 射线破坏相应病灶组织细胞的增殖能力。目前主要应用碘-125粒子,尤其适用于边界清楚、无淋巴转移的中小型肺癌。由于粒子能量低且射程短(仅 1.7 cm),周围正常组织接受照射剂量很少，可在短时间内修复，对周围组织损伤极小。

19 哪些病人适合微波消融？

答 主要适应证分为两部分：治愈性消融和姑息性消融。

（1）治愈性消融：是指通过热消融治疗，使局部肿瘤组织完全坏死，从而达到治愈效果。适用于以下情况：

① 原发性周围型非小细胞肺癌（NSCLC）：ⅠA 期，因心肺功能差或高龄不能耐受手术以及不宜作立体定向放疗（SBRT）者；ⅠA 期，拒绝手术切除或 SBRT 者；早期 NSCLC 术后或放疗后局部复发或肺内单发转移者（肿瘤最大径 ≤ 3 cm，且无其他部位转移病灶）；单肺，各种原因导致一侧肺缺如者（肿瘤最大径 ≤ 3 cm，且无其他部位转移病灶）；多原发性 NSCLC 者（肿瘤最大径 ≤ 3 cm，不适合手术切除或 SBRT，且无其他部位转移病灶）。

临床上常遇到下列这些特殊情况患者：有高危因素（老年人、既往恶性肿瘤病史或肿瘤家族史、长期吸烟史或特殊职业接触史等情况）；影像学上有典型恶性征象（如病灶 ≥ 15 mm、毛刺征、分叶征、胸膜凹陷征、空泡征、血管集束征等）；活检风险太大或难度太大；患者拒绝活检。如果考虑在没有组织学确认的情况下进行经验性治疗，建议首先多学科（MDT）模式共同讨论，做出初步诊疗意见，在 MDT 的基础上与患者及家属共同决策制定最终诊疗意见。

② 肺部转移瘤：某些生物学特征显示预后较好的肺内寡转移瘤（如乳腺癌、肉瘤、肾癌、结直肠癌和肝细胞癌等引起的转移）。如果原发病得到了有效治疗，可对肺内寡转移瘤行消融治疗，消融后还需要做相应的综合治疗。单侧非病灶数目 ≤ 3 个（双侧肺 ≤ 5 个），多发性转移瘤

最大肿瘤的最大直径 ≤ 3 cm，单侧单发转移瘤的最大直径 ≤ 5 cm，且无其他部位的转移。

（2）姑息性消融：姑息性消融作为综合治疗的重要组成部分，治疗目的在于最大限度缓解肿瘤引起的症状、改善患者生活质量，并尽可能延长生命。姑息性消融的适应证最好由 MDT 讨论后决定。对于肿瘤最大径 ＞ 5 cm 或单侧肺病灶数目 ＞ 3 个（双侧 ＞ 5 个）的患者，单纯治疗无法完全消融肿瘤时，应进行多针、多点或者分次治疗。

肿瘤消融患者住院时间短，一般为 2～3 天，平均住院总费用 2 万～3 万元。目前消融针大部分未纳入医保，而与之相关的治疗项目均在医保报销范围。

20 微波消融安全性如何？ 可能会出现哪些并发症？

答 肿瘤热消融总体来说安全微创、并发症少。不良反应有疼痛、消融后综合征（包括低热、乏力、全身不适、恶心等）、咳嗽、胸膜反应、少量咯血。消融治疗术后需要监测生命体征，24～48 小时拍摄胸片或 CT 扫描，观察是否有并发症的发生。常见并发症包括以下几种：

（1）气胸：气胸是消融后最常见的并发症，发生率为 10％～60％。气胸压缩 ＞ 30％者可行胸腔闭式引流，需要此治疗的比例为 3.5％～40％。

（2）胸腔积液：发生率为 1％～60％。

（3）出血：消融中出血发生率为 3％～8％，出血主要表现包括咯血、血胸、失血性休克和急性呼吸衰竭。

（4）感染：消融手术引起的肺部感染的发生率为 1％～6％。

（5）空洞形成：发生率为 14％～17％，可以视为术后的自然转归过程，但也可能成为感染、出血等并发症的原因。

21 恶性肺结节除了胸腔镜及介入手术外还有哪些治疗方法？

答 对于恶性肺结节,我们常规想到的是胸腔镜手术治疗。的确,手术是解决问题最可靠的方法。可如果患者状况不能耐受手术,比如心肺功能极差,有心、脑、肾等重要脏器的严重疾病,或者病灶同时累及多个肺叶而不能耐受手术,这时我们有没有其他选择呢？ 本篇第18、第19问已经回答了这个问题。除此之外,还可以有下列治疗手段:

(1) 立体定向治疗(SBRT):这属于外照射治疗,它是近年发展起来的新型放疗技术,主要针对小体积病变进行单次大剂量照射,与常规放疗相比,具有剂量分布集中、结节周边的正常组织剂量很小的特点,很多有放疗科的医院都已经开展了此项技术。尽管有研究表明对早期非小细胞肺癌进行 SBRT 可以达到与手术相似的效果,但是因为放射剂量不易精准控制,且该治疗有一定的并发症和局限性,目前普遍认为尚不能替代手术治疗。

(2) 药物治疗:对于年迈体弱、身体状况差,或合并多个重要脏器功能障碍或衰竭(心、肺、肝、肾等)而不能耐受手术或放疗的患者,可根据患者具体情况选择适合的抗肿瘤治疗,如靶向治疗、抗肿瘤血管治疗、免疫治疗、中医中药等。

22 什么是肺癌的免疫治疗,这种治疗的意义如何？

答 肺癌的免疫治疗主要指免疫检查点抑制剂治疗。

免疫检查点是指人体免疫细胞上调节免疫功能的一系列分子。肿瘤细胞会产生一些物质,来激活免疫检查点,后者一旦被激活,免疫细胞就不能识别及杀灭肿瘤细胞。这就类似于在战场上,敌人通过穿上我方服装进行伪装,让我方不能发现。

免疫检查点抑制剂就是针对相应的免疫检查点研发的药物。主要作用为阻断肿瘤细胞与免疫细胞之间的抑制作用,恢复免疫细胞对肿瘤细胞的杀灭作用。类似于战场上去掉敌人的伪装,让我方能发现敌人,实行精准打击。目前针对肺癌的免疫检查点抑制剂主要有抗 PD-1、PD-L1、CTLA-4抗体。相关机制的发现者获得了 2018 年的诺贝尔生理学或医学奖。

目前国内上市的有 10 余种免疫检查点抑制剂,如纳武单抗、派姆单抗、特瑞普利单抗、信迪利单抗、卡瑞丽珠单抗、替雷利珠单抗、度伐利尤单抗、阿替利珠单抗等。

免疫治疗是肺癌治疗的一种突破性方法。与传统的化疗、放疗、靶向治疗直接攻击肿瘤细胞不同,免疫治疗是通过调节人体的免疫功能来达到治疗肿瘤的目的,部分患者可以获得长期生存。但是单用免疫药物治疗肺癌的有效率并不高,大约为 20%。后来人们发现了一些指标,如 PD-L1、TMB、微卫星不稳定性(MSI)等,可以预测免疫治疗的疗效。但是,目前这些指标预测效果并不令人满意。另外,可以通过联合其他抗肿瘤治疗方法来提高疗效,如免疫治疗联合化疗、免疫治疗联合放疗、免疫治疗联合抗血管治疗等。联合治疗副反应增加也不多。

免疫检查点抑制剂副作用和传统的化疗药以及靶向药不一样,主要与过度激活的免疫有关,发生率低于化疗。大部分免疫相关不良反应比较轻,比如皮疹、腹泻、肺炎、甲状腺炎等,通过停用免疫药物或加用激素治疗可以很好控制。少部分可发生严重的不良反应,需要早期发现,及时治疗。

总体来说,肺癌的免疫治疗是肺癌治疗史上的一个重大突破,为肺癌患者的治疗带来了更多的选择。但是免疫治疗也是有适合人群的,且有特殊的副作用,需要临床医生综合评估后再进行选择。

23 什么是新辅助化疗? 新辅助化疗有何意义?

答 新辅助化疗是指在恶性肿瘤手术前给予化疗,缩小肿瘤体积,以便更彻底地清除肿瘤细胞。该方法适合局部进展期非小细胞肺癌,其中对于病灶比较大,或者与周围组织、大的血管、脏器等关系密切,手术很难切干净,容易损伤大血管致大出血,或导致临近脏器破裂,强行手术风险很大,且容易复发。新辅助化疗的意义在于:

(1)缩小肿瘤体积,降低肿瘤分期,增加完全切除病灶的概率。

(2)恶性肿瘤病人虽然未发现可见的远处转移灶,但实际会有少量肿瘤细胞进入血液循环或者淋巴循环,这都成为术后肿瘤复发的根源。新辅助化疗可以提前杀死进入循环的肿瘤细胞,消除可能存在的微转移病灶。

(3)根据肿瘤对新辅助化疗的反应,评估治疗反应,有助于术后辅助化疗药物的选择。

(4)与术后新辅助化疗相比,术前新辅助化疗患者完成计划剂量药物治疗的人数多,而术后较多的患者不能完成辅助化疗。

24 什么情况下肺小结节术前需要使用免疫治疗?

答 并不是所有肺小结节在术前都需要进行免疫治疗。对于通过病理组织明确为非小细胞肺癌且可以通过手术切除根治的患者,可考虑术前使用免疫治疗,包括单独免疫治疗或同时联合化疗。一般仅推荐

ⅠB-ⅢA期非小细胞肺癌患者术前接受免疫治疗,医生可能会建议在术前进行免疫治疗,临床称之为新辅助免疫治疗。而对于小细胞肺癌患者,往往在发现和确诊时都已是中晚期无法手术,即便早期可手术患者,也不主张术前进行免疫治疗。

目前尚无检测方法能筛选出术前免疫治疗的最适宜人群,即无法精准预测哪些患者术前免疫治疗获益明显,哪些患者获益较小甚至不获益。有专家研究发现,具有EGFR敏感突变或ALK融合基因突变的患者术前进行免疫治疗效果获益不大,甚至此类患者在免疫治疗过后出现免疫性损伤等副作用更是得不偿失,尤须慎重使用。

25　免疫治疗结束后多长时间可进行手术? 术后要继续使用免疫药物吗?

答 对于早、中期以及局部晚期的非小细胞肺癌患者,手术是最主要的治疗方式,但有些肿瘤患者存在肿瘤较大、分期过晚,增加了手术难度,而且术后容易复发转移,根据相关临床数据统计,ⅡB期-ⅢA期的肺癌患者术后局部复发率为$12\%\sim15\%$,远处复发率高达$40\%\sim60\%$,因此,这些都是肺癌治疗面临的重大难题,也是肺癌治疗的关键。因此,给予术前/术后化疗(新辅助/辅助化疗)一直是临床上采用的一种治疗方式。术前给予新辅助化疗能够使肿瘤缩小、降低肿瘤的分期、创造更佳的手术条件;在术后给予化疗(辅助化疗)可以消灭无法检测到的残余"微转移"肿瘤细胞,从而延缓或减少肺癌术后的复发转移,延长术后无进展生存期和总生存期,提高肺癌患者的治愈率。然而由于新辅助/辅助化疗的毒副作用明显,患者耐受性较差,无论新辅助还是辅助化疗较单纯手术,患者5年生存率仅提高5%左右。因此迫切需要耐受性好、有效的新辅助或辅助治疗来治疗肺癌。

近年来,越来越多的研究证据表明,与传统化疗相比,免疫治疗有更好的耐受性,同时对手术切除的影响较小,且不会增加手术的操作难度、影响手术安全性,患者的术后复发率更低。

新辅助免疫治疗的目的是缩小肿瘤病灶的大小、降低手术分期、提高肿瘤的切除率、及时治疗亚临床微转移病灶。然而,确定新辅助免疫治疗的手术时机是非常关键的,由于新辅助免疫治疗周期短可能导致免疫治疗尚未发挥作用,而治疗的周期太长可能会延迟手术,可能导致肿瘤发生进展失去手术机会,因此确定新辅助免疫治疗的周期很重要。

目前一般认为,新辅助免疫治疗推荐使用2～4个周期(每3周为1个周期),手术应在最后一个周期的新辅助免疫治疗后4～6周内进行,同时,每2周期复查评估以制定后续治疗计划。可通过PET-CT检查评估其疗效,结合肿瘤标志物或ctDNA负荷监测进行评估则更为全面。

接受新辅助免疫治疗后如果患者的病情并没有发生进展,那么,在手术后可以继续辅助免疫治疗,疗程可维持1年。

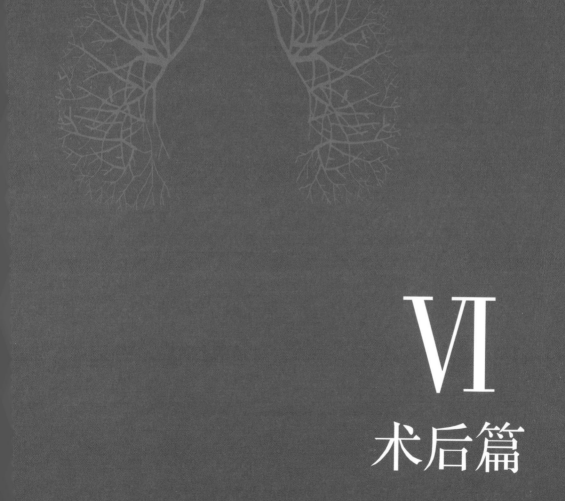

VI

术后篇

导引病例

　　一朋友的老父亲 77 岁,因为发热、咳嗽行胸部 CT 检查,发现右上肺有一个大小 8 mm×10 mm 的浅淡纯磨玻璃结节(图 a),老人身体状况尚好,有高血压病史,血压控制良好,无其他严重基础疾病。咨询了许多医生,有的主张手术治疗,有的说年龄大,手术风险大术后难恢复,不主张手术。他拿不定主意,就过来问我,我给他提的建议是每年胸部 CT 复查:如果肺磨玻璃结节长得较快就手术治疗,如果没有变化、不怎么长,就每年胸部 CT 复查动态观察。患者本人因自我感觉良好,并没有

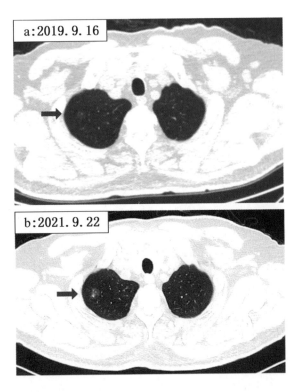

导引病例患者右上肺腺癌 2 年 CT 变化对比

每年复查,两年后的复查发现:右上肺磨玻璃结节较前明显增大,大小 12.5 mm × 14 mm,实性成分明显增多,并见肿瘤新生血管及胸膜凹陷征(图 b)。对比两年来右上肺该磨玻璃结节的影像学变化,结节明显增大变实且见血管新生,我们考虑恶性肺癌,而且很可能是腺泡型或乳头状型生长,肿瘤恶性程度较高、生长较快,应立即行手术治疗。患者术前评估,各项重要脏器功能良好,尤其心肺功能。择期行胸腔镜下右上肺尖后段切除。手术病理:右上肺腺癌,腺泡型约占 50%,贴壁型约占 50%(与我们预测相符),无淋巴结转移,术后分期 ⅠA 期,无需后续抗肿瘤治疗,定期随访。患者术后一年经过科学康复锻炼,恢复良好,与术前比较身体状况相差不大,能天天去公园散步、遛鸟。

病例点评

得益于麻醉学技术进步(麻醉安全性大大提高),以及胸外科胸腔镜技术的应用(胸腔镜手术创伤小,术后恢复快),许多以前被认为是胸外科手术禁忌证的(如高龄、体弱等),都可以在充分评估身体情况后安全地行胸外科手术了。所以对于七八十岁以上的老年人来说,胸部 CT 检查出磨玻璃结节,特别是恶性程度很低的纯磨玻璃结节,可以每年行胸部 CT 复查动态随访观察:如果磨玻璃结节没有明显变化,则不需行手术治疗;如果随访过程中,肺磨玻璃结节生长较快,实性成分明显增多,则应在充分评估老年患者的心肺功能等身体情况下,酌情行胸腔镜手术治疗。

肺结节手术治疗后,对于病理上是癌前病变(肺不典型腺瘤样增生及原位癌)的病人无需行放化疗等进一步治疗。一般来说,微浸润肺腺癌,如果手术切除彻底,也无需再行放化疗等治疗。而浸润期肺腺癌术后，需要呼吸科或肿瘤科医生根据病情选择放疗、化疗、靶向治疗、免疫治疗等。

当然对于高龄、体质确实虚弱、心肺功能差、不能耐受手术或者不愿手术的患者，还可以行局部消融、光动力技术、放射性粒子植入等微创方法，或者立体定向外照射疗法。具体选择哪种微创或局部外照射，取决于临床多学科医生会诊（MDT）的专业判断。对于体质情况极差，年迈体弱、合并多个重要脏器功能障碍或衰竭（心、肺、肝、肾等）的而不能耐受手术或放疗者，可根据患者具体情况选择适合的其他抗肿瘤治疗，如靶向治疗、抗肿瘤血管治疗、免疫治疗、中医中药等。

1 恶性肺小结节手术切除后还需要化疗么？

答 恶性肺结节应参照肺癌的诊疗指南进行下一步诊治，并不是所有的恶性肺结节术后都需要进行化疗。目前国内外大多数治疗均参照2018年V3版《NCCN非小细胞肺癌指南》。首先明确是何种类型的肺癌，主要分为两大类——小细胞肺癌（SCLC）和非小细胞肺癌（NSCLC）。SCLC大多在明确诊断时就已经是中晚期，手术机会很小，多以放化疗为主要治疗方式。而NSCLC中又包括鳞癌、腺癌、腺鳞癌、大细胞肺癌等。首先应对确诊的肺癌患者进行全身评估，判断是否有远处转移，然后对肿瘤进行分期，制定相应诊疗方案。

一般对于ⅢA期之前的早中期患者首选手术治疗，对于ⅠA期和没有高危因素的ⅠB期患者根治性术后可以不进行放化疗，只需定期随访复查。而对于其余ⅢA期之前的术后患者，均应根据具体情况进行一定疗程的辅助放化疗，否则复发风险极大。对于ⅢA期之前但手术难度较大的患者，可以先进行两个周期的新辅助化疗之后评估手术可能性。对于ⅢA期之前无法接受手术的患者或ⅢB期以后没有手术机会的患者皆需考虑放疗、化疗、靶向治疗或免疫治疗等,但相应方案的选择应由专科医生根据患者身体状况结合免疫组化、基因检测等结果综合分析确定。

2 **肺小结节的手术标本要不要做基因检测,需要做哪些项目的基因检测?**

答 并非所有肺结节手术后的标本都需要进行基因检测。目前多数专家建议,病理诊断为肺腺癌或者含有腺癌成分的腺鳞癌、无法病理分型的晚期新发或术后复发的非小细胞肺癌患者应常规做基因检测。对于含有腺癌成分的混合型鳞癌、年轻不吸烟或吸烟较少的肺鳞癌患者,也推荐做基因检测。但不建议对单纯肺鳞癌患者进行 EGFR 基因检测。对于早期肺癌术后不需要接受靶向治疗的患者,也不做常规推荐。

常规推荐基因检测项目有:EGFR 突变(应涵盖 18 号、19 号、20 号、21 号外显子)、ALK 融合、ROS1 融合、BRAF 突变、MET14 号外显子跳跃突变、RET 重排。结合患者实际临床情况,如需获得更多潜在靶点的信息,可选择项目包括:NTRK 融合、MET 扩增、ERBB2(HER2)突变。结合患者实际临床情况,如需获取免疫治疗相关的分子标志物信息,建议检测组织 PD-L1 表达水平、MSI、tTMB、免疫治疗正负向相关基因以及免疫治疗超进展相关基因等分子标志物。由于不同的基因检测结果对相应的治疗反应不同,所以后来可能的治疗方案选择也会有很大差异,这便算是未雨绸缪,从长计议。

3 在什么情况下肺癌术后需使用靶向治疗？

答 肺癌是我国发病率和死亡率最高的恶性肿瘤之一。在肺癌中非小细胞肺癌（NSCLC）占85％左右，是导致肺癌发病和死亡的主要病理类型，其中约30％的NSCLC患者初诊时为可切除的早中期NSCLC。

虽然NSCLC患者接受了手术治疗，但不少患者术后仍存在肿瘤复发转移的风险，且风险度随分期的增加而增大，因此部分患者术后仍需要行药物或其他形式的后续治疗，以降低转移复发风险，这些后续治疗称为辅助治疗。化疗是目前应用最为广泛的辅助治疗方法，但是几乎所有化疗药物皆存在明显副作用，且部分患者辅助化疗获益不甚理想。与化疗相比，适合的靶向治疗优势十分明显。根据多项国际临床研究，EGFR－TKI（奥希替尼、吉非替尼、埃克替尼、厄洛替尼）辅助治疗可明显延长EGFR突变阳性早中期NSCLC患者的无病生存期（DFS），尤其是奥希替尼可显著降低远处复发脑转移的风险，可作为Ⅱ-Ⅲ期EGFR突变阳性NSCLC患者术后标准辅助治疗方案。

对于肺癌术后在什么情况下需要使用靶向治疗，首先是非小细胞肺癌，其次要进行基因检测符合EGFR突变阳性。

目前对于EGFR突变阳性的Ⅰ-ⅢB期NSCLC肿瘤完全切除术后辅助治疗推荐如下：①EGFR突变阳性的ⅠA期NSCLC患者肿瘤完全切除后定期随访，不推荐辅助治疗；②EGFR突变阳性的ⅠB期NSCLC患者肿瘤完全切除后，可考虑应用奥希替尼辅助治疗；③EGFR突变阳性的ⅡA、ⅡB期NSCLC患者，肿瘤完全切除后推荐EGFR－TKI（奥希替尼、吉非替尼或埃克替尼）辅助治疗；④EGFR突变阳性的ⅢA、ⅢB期NSCLC患者，肿瘤完全切除后推荐EGFR－TKI（奥希替尼、吉非替尼、埃克替尼或厄洛替尼）辅助治疗，其中奥希替尼应作为优先选择以求降低脑转移风险。

需要提醒的是：①EGFR－TKI 辅助治疗的时间最晚不超过术后 10 周；②对于接受过辅助化疗的 EGFR 突变阳性患者，可继续接受第三代 EGFR－TKI 奥希替尼辅助治疗，其开始治疗时间不晚于术后 26 周；③术后 EGFR－TKI 辅助治疗的时间应不少于 2 年；④在行 EGFR－TKI 辅助治疗时，可以是 EGFR－TKI 单药治疗，也可以辅助化疗后序贯 EGFR－TKI 的治疗模式；⑤如果 NSCLC 有其他突变靶点，对于其他靶向药物能否用于 NSCLC 术后辅助治疗，目前尚无统一明确的专家建议。

④ 如果手术成功切除了肺小结节，后期还要不要继续观察？

答 肺小结节切除后是否要继续观察，取决于小结节的术后病理诊断。

（1）良性病变：如局灶性纤维化、炎症，这些情况可不用继续随诊观察了。

（2）癌前病变：如非典型腺瘤样增生、原位腺癌，可能这类结节随诊 3～4 年甚至更长时间都会稳定不变，一般这类结节手术切除后都不会复发恶化。但作为癌前病变，最好每年随访，甚至初期每半年随访 1 次。

（3）恶性病变：包括微浸润腺癌、浸润性腺癌、变异型浸润性腺癌。随诊观察是必不可少的，复发率也相对较高。我们建议手术以后要密切随访，也就是说每 3～6 个月复查胸部 CT 随访 1 次，以免复发。部分病人我们建议术后可以进行辅助化疗，这样复发的概率会更小。

5 肺小结节术后复查又发现新的结节怎么办？

答 新的结节可能是新出现的良性病灶，也可能是复发或转移癌甚至是新出现的原发癌。这里涉及三个方面的问题：

(1) 原肺结节的术后病理：如果原肺结节术后病理是良性的（如硬化性肺泡细胞瘤、炎性结节等），切除后不存在复发或转移问题；如果是癌前病变，如不典型增生、原位癌，理论上不会有复发转移；如果是恶性病变（如微浸润或浸润癌），则要警惕术后复发或转移风险。根据文献统计，早期肺癌从ⅠA期到ⅠB期，5年内总复发或转移风险为8%～32%不等，Ⅱ期以后复发或转移风险就更大。

(2) 新结节的特征：主要指CT影像学特点和生长方式。在这里要说明一下"肺多原发癌"(multiple primary cancers，又称重复癌)的情况。所谓"肺多原发癌"是指患者肺部同时或先后发生2个或2个以上相互独立的原发性恶性肿瘤，即恶性肺结节术后还可以再出现原发性肺癌的情况，这与患者的免疫状态及特殊体质有关。复发或转移癌在影像学特点和生长方式上有各自不同的特征：复发癌一般位于原手术切除病灶旁，与手术切除范围不充分或肿瘤残留有关；而转移癌的特征为多发结节，大小不一，边界清楚，圆形或类圆形结节，多位于肺部外周。

(3) 如何处理：良性病灶动态观察或对症处理；新出现的原发癌择机再手术；转移癌要考虑单发还是多发，单发可考虑再次手术切除，多发则以化放疗或靶向、免疫治疗为主。

6 有人说肺小结节手术后不能吃麻辣的，对么？

答 尽管目前肺结节患者多采用胸腔镜微创手术，对免疫功能的影响较小,但手术总是会导致人体免疫功能受损。而且如果术后饮食不当,人体的免疫功能处于更低水平,抗病能力会进一步削弱,这样不利于患者术后快速康复。因此,肺结节患者手术后的饮食种类一定要广泛,需要讲究平衡饮食,结合患者平时的口味,主要是以高蛋白、高维生素饮食为主。肺结节患者术后多伴有不同程度的胃肠道反应,如食欲减退、恶心,对营养状况造成一定影响。因此,术后应给予清淡、易消化饮食,以便促进患者身体尽快复原。建议少吃或不吃麻辣刺激性食品,因为辣易生火,伤脾胃,影响水谷精微运化与气血生成,不利于患者的术后康复。《内经》指出:"毒药攻邪,五谷为养,五果为助,五禽为益,五菜为充,气味合而服之,以补养精气"。辛麻之品发散消耗肺气,使术后患者肺气更虚,卫表不固,易为外邪侵犯而罹患感冒等疾患,亦不利于患者的术后恢复。

⑦ 肺小结节手术后饮食要注意哪些方面?

答 我国有学者通过研究发现,经常喜欢吃酸食、蒜类食物、新鲜蔬菜水果、豆类制品、蛋类、鱼类及富含维生素和胡萝卜素的食物,或经常饮茶的人群,其肺部肿瘤发生的概率要相对低些,也有人把这些食物称为肺部肿瘤的保护性因子。特别要强调的是,维生素和胡萝卜素都是抗氧化剂,人体过多的氧自由基会对机体细胞造成损害,从而导致一些慢性疾病,多吃富含维生素及胡萝卜素的蔬菜水果有利于防止氧自由基对人体的伤害,对于预防慢性疾病有重要作用,尤其是肿瘤及心脏疾病等。此外,我国自古以来就特别注重食疗,早在《周礼》中,就把医学分为四科——食医、疾医、疡医、兽医。食疗的理论和技术是非常丰富多彩的。从现代营养学角度来看,食医所讲的"五味相调、性味相胜、以类补类、所宜所忌"等等都有一定的科学道理。"药食同源"是中医养生康复学的重要理论,具体在肺结节的食疗方法上不是单纯地补肺,也不是一味地解毒,应该遵循食疗和中医的理论辨证运用。手术后应以益气、活血、解毒为主,以提高免疫功能。根据上述原则,建议术后可以选用小米、鸡肉、桃子、葱白、羊肉、杏干、核桃仁、牛乳、鸡蛋白、黑芝麻、百合、银耳、燕窝、苦丁茶、金荞麦、银杏叶等。

⑧ 肺小结节手术后需要多长时间才能恢复正常工作?

答 一般肺结节术后 1 个月,不适感会逐渐消失。通过观察统计,大多数病人行胸腔镜手术后 1 周能生活自理,1 个月左右即可正常上班。

⑨ 肺小结节手术对肺功能的影响到底有多大?

答 胸腔镜的应用明显减轻了手术创伤,其微创优势得到普遍认可,目前已被广泛用于肺结节的切除。肺叶部分切除术是目前肺小结节的主要手术方式,它包含了肺段切除术和肺楔形切除术,而需要切除肺组织的范围应根据结节的位置、良恶性、大小等来决定。对于位于肺边缘孤立性肺小结节,可行肺楔形切除术;对于不适合行肺楔形切除的中、内带肺小结节,常采用肺段/亚肺段切除术;对于用于肺结节或肿块分期相对偏晚,恶性程度高的患者,可采用肺叶切除术。有研究者认为,手术切除肺组织范围的大小直接影响到肺功能,从而"肺段切除术"较"肺叶切除术"可以更多地保留肺功能。因此,早发现早治疗是减少肺组织、肺功能损失的关键,同时微创手术的普及和最佳手术方案的设计可以更多地保留患者的肺功能。另外,选择在技术力量较强的诊疗中心进行肺结节手术对肺功能的影响很小。一般认为,进行肺部分切除的结节患者经过 1～3 个月的康复,绝大多数患者可以恢复到术前的肺功能状态。

当然,对于术前肺功能检查结果较差的患者,不建议为了根治而强行手术,可以选择放化疗、靶向治疗及免疫治疗等多种手段。

10 肺结节手术后的运动如何合理进行?

答 肺结节术后患者在运动锻炼时须依据自身病情和体质,选择适宜的运动项目并限制运动强度和时间,尽量以缓和的运动为主,如中国传统的养生运动功法"太极拳""八段锦"等。大量研究表明,适度运动可提高免疫力,从而有利于机体对抗病毒及细菌的能力。但过度的运动不仅对身体无益,反而是一种伤害,高强度运动后身体可能出现一段免疫力降低的时期,持续时间 3～72 小时不等,这段时期被称为"免疫力低下期"。在此期间病毒、细菌等病原体极易侵入人体从而导致疾病的发生,不利于肺结节术后患者的康复。因此,强度标准以锻炼后精神饱满、不感到疲劳为宜。为避免运动过度导致的免疫力低下,锻炼者也可从以下四个方面加以防范:①运动场地以阳光、空气充足的地方为宜,如户外或郊外,如在室内应尽量选择空气流通及有相应消毒措施的场所。②选择合理的运动时间和频率,如要达到增强抵抗力的目的,可每周进行 3 次有氧运动,每次持续 30～40 分钟足矣,若出现胸闷、气短的情况就说明运动负荷过大,应降低强度。如今的智能手环都很先进,可以随时记录并监控心率、呼吸、运动时间等数据,方便又省心。③运动后及时进行沐浴、更换衣物,减少细菌、病毒等感染的机会。④如出现感冒、发烧等免疫低下症状时,应立即停止运动并及时治疗,等痊愈后再进行运动,并适当降低运动强度。

11 肺结节手术后的肺康复有哪些具体内容?

答 术前康复训练主要是为了提高患者术前的整体功能水平,使其能够承受手术应激。与之不同的是,术后康复的主要目的是尽快恢复正常身体功能和心理功能,避免可能加重术后应激反应的各种并发症。

理论上,术后肺康复是一个功能重塑过程,主要措施包括稳定身体状况、改善营养状态、戒烟和心理支持。其中,功能训练的主要内容包括:①改善全身耐力的有氧运动;②肌肉(呼吸肌、核心肌群和四肢肌群)力量增强训练;③改善吞咽功能等。但实施过程中应根据每一位患者的具体情况因人而异制定个性化的康复方案,目的是促进手术后的整体恢复,减轻背部、肩部和胸部肌肉疼痛,增强活动耐力和身体活动效率,维持活动能力和肌肉维度,控制血压和体重及改善睡眠等。

12 肺结节术后如何设定身体活动的目标?

答 中国疾病预防控制中心、国家体育总局体育科学研究所牵头组织编制的《中国人群身体活动指南(2021)》指出,"身体活动"是指骨骼肌收缩引起能量消耗的活动,不限于一定是特殊性质的某一种活动,而是包括所有类型的、各种强度的、各种范畴的活动;身体活动和老百姓经常说的一般的体育活动、运动、锻炼等名词不是完全等同的。按照世界卫生组织的分类,身体活动可以分为职业性活动、交通出行、家务劳动和休闲活动等四大类。

指南还提出"动则有益、多动更好、适度量力、贵在坚持"的 16 个字基本原则,术后患者也应该遵循运动训练学强调的"循序渐进"原则,根据个人情况,逐渐增加到每天至少步行 30 分钟,建议可采用下列方案:

(1) 开始时每天步行 3 次,每次 5 分钟(即每天总步行时间 15 分钟);第 2 周开始每天总步行时间 18 分钟、第 3 周每天总步行时间 21 分钟,以此类推,直到每天总步行时间 30 分钟。

(2) 每次正式步行锻炼前后,分别有 5 分钟的热身和放松运动时间。

(3) 以中等强度的速度步行(劳累程度如按 0~10 分计,则 3~5 分为宜)。

(4) 建议平地步行,条件允许也可以在运动平板上以不超过 4.8 km/h 的速度步行。

13 **开胸手术后早期应该避免哪些活动**?

答 根据手术切口所在的位置和时间,应避免的活动如下:

(1) 术后早期(一般指术后 2 周内),应该避免用手术侧手臂完成下列活动。

① 抬举、推拉或提携超过 6.8 kg(15 磅)的重物(图 a),如垃圾、洗衣筐、购物筐或宠物等;

② 旋开很紧的密封盖或推开重型门(图 b);

③ 够取高于肩部的物品(图 c),比如厨房或壁橱中高处的物品;

④ 把手伸到背后,比如用手支撑身体后倾(图 d)或如厕后用手术侧手擦拭;

⑤ 使用吸尘器、修剪草坪等园艺或类似农活;

⑥ 驾驶车辆。

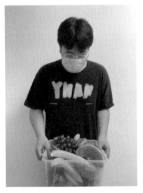

a. 举重物

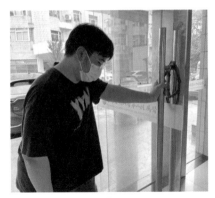

b. 推重门

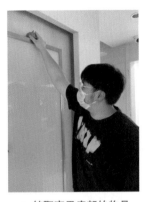

c. 够取高于肩部的物品

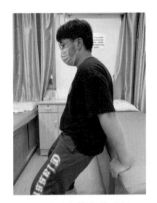

d. 用手支撑身体后倾

（2）术后 4~6 周应该避免：

① 剧烈的跑步、快走或骑自行车等；

② 体育活动，如网球、高尔夫球、软式排球、游泳、保龄球以及可能对胸壁产生明显牵拉或拉扯感的体育运动。

14 **肺结节手术后长期疼痛，怎么办？**

答 肺结节手术切口是最疼痛的手术切开方式之一。手术后早期的疼痛除了让患者感觉不适以外，还会引起肺功能降低、呼吸功能受损、肺不张和低氧血症;不能及时有效地控制疼痛,还会引起儿茶酚胺释放水平增加、后负荷增加、心肌需氧量增加、心律失常、心肌功能障碍和凝血功能异常。所以手术后早期胸外科医生会根据患者具体情况采用合理的药物等手段尽可能控制疼痛,不让其发展成为比较长时间存在的慢性疼痛。

如果胸部手术后2个月切口或同一肋间皮区仍持续存在或反复出现的疼痛,临床上一般称为术后慢性疼痛。常见的原因包括外伤后肋间神经瘤、肋骨骨折的愈合、肩周炎、局部感染/胸膜炎、肋软骨炎/肋软骨分离、局部肿瘤复发以及焦虑、抑郁等心理因素。

针对不同原因引起的疼痛,可以采用相应方法。比如以最常见的肋间神经瘤为例,可以采用脱敏疗法(按摩、局部叩击、针灸、理疗、经皮神经电刺激和超声波治疗使局部去敏化)以及特定药物(如无水酒精等)神经瘤内注射、抑制神经残端轴索的再生可以减少自发性放电而缓解疼痛。

15 肺结节手术后同侧肩膀有时"僵硬"甚至活动困难,如何治疗?

答 肺结节术后早期疼痛包括肋间神经损伤引起的神经病理性疼痛、肋骨或肋软骨以及手术过程中腔镜孔穿过的局部肌肉、筋膜损伤所致的肌肉骨骼疼痛,这些疼痛可能对手术同侧的肩关节患者活动造成一定影响。术侧肢体活动过程中可能对切口临近组织产生牵拉而加重疼痛,从而使患者反射性地主动减少肩关节活动,如长时间活动减少反而会引起肩关节粘连、关节囊短缩,从而导致肩关节活动范围的整体受限,严重者手臂上抬、梳头、洗浴搓背等动作都有困难。

从康复医学角度看,急性期应控制好各类疼痛,术后早期在治疗师指导下循序渐进地活动肩关节,避免黏连是最基本的治疗策略。如果术后早期不及时采取合理措施,甚至已经出现"冻结肩",则可在明确排除"肩袖损伤"等因素后,通过手指爬墙、扩胸运动、俯身手臂画圈等动作逐渐增加肩关节的活动范围。

(1)手指爬墙:找干净、周围无杂物的墙面,两脚与肩同宽面向墙面站立,上举肩关节使手贴近墙面,然后手指逐渐向上爬至不能继续往上的最高点,停留1~2分钟后手指逐渐退回原处,可反复进行5~8次。

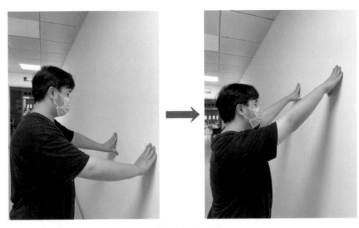

手指爬墙示范

(2)俯身手臂画圈:低头弯腰俯身、两臂自然下垂,以肩关节为中心,缓慢将双臂沿顺时候转动5~8圈,然后沿逆时针转动5~8圈。

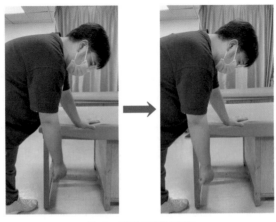

俯身手臂画圈示范

16 肺部手术后通过什么运动锻炼可以放松紧张的胸背部肌肉?

答 (1)放松训练:精神和肌肉紧张使耗氧量增加,某些姿势和体位可以起到放松作用,减少耗氧量,从而改善呼吸困难症状。

① 上肢活动时最好有支撑点,避免活动时上肢悬空而增加氧耗。

② 患者坐于床前或桌前,前置棉被或枕头,头靠于棉被或枕头上放松颈背肌,两手置于棉被或枕下,以固定并放松肩带肌群,减少呼吸时的过度运动,减少机体耗氧量。

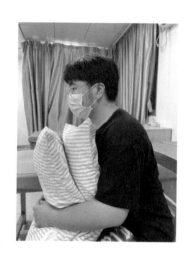

胸背部肌肉放松训练

③ 患者坐在有扶手的座椅上,头稍后仰靠于椅背,完全放松。

④ 前倾站立,两手支撑于前方低桌上或双上肢平放于前方的桌台上。

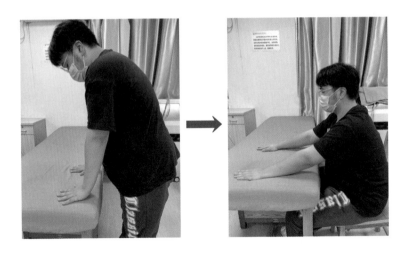

胸背部肌肉放松训练

（2）胸腔松动练习

① 患者坐位，在吸气时朝胸腔紧绷的相反侧弯曲以牵拉紧绷组织，扩张该侧胸腔，呼气时朝紧绷的方向侧屈，用握拳的手紧推紧绷侧胸壁。

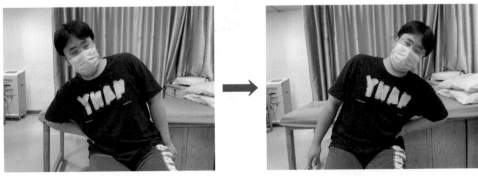

吸气时朝胸腔紧绷的相反侧弯曲　　　　　　　呼气时朝紧绷的方向侧屈

胸腔松动练习①

② 患者坐位，两手在头后方交叉握，深吸气时做手臂水平外展动作，呼气时将手、肘靠在一起，身体往前弯。

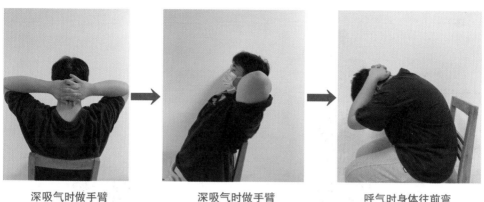

深吸气时做手臂
水平外展动作

深吸气时做手臂
水平外展动作

呼气时身体往前弯

胸腔松动练习②

③ 患者坐位,吸气时双上肢伸直,掌心朝前高举过头(图 i),呼气时身体前弯,手着地(图 j)。

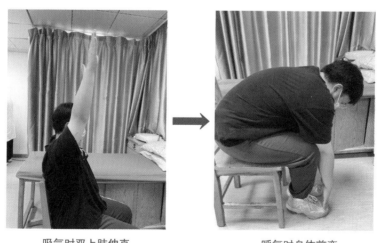

吸气时双上肢伸直,
掌心朝前高举过头

呼气时身体前弯,
手着地

胸腔松动练习③

④ 棍棒运动:双手握体操棒,肩前屈(吸气时肩关节屈曲),同时进

行呼吸运动。

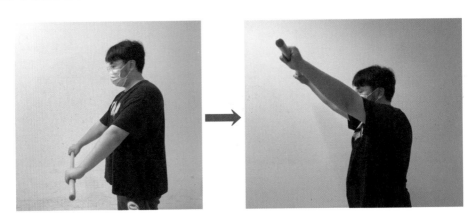

17　身体出现哪些异常需要调整运动锻炼或体力活动?

答　出现下列情况,建议减慢步行速度:①步行时自我感觉中等程度以上劳累(0~10 分计分制中劳累评分 5 分以上);②步行结束完成放松运动 10 分钟以后仍自觉气短或者心率比运动开始前增加 20 次/分以上;③步行活动后当晚睡眠不佳或次日起床后仍感觉明显疲劳;④关节炎发作出现关节肿胀,或下肢关节、足跟或小腿肌肉出现明显疼痛;⑤腿部或脚部出现明显肿胀。

出现下列情况,建议暂时中断体力活动或运动锻炼:①受凉、流感或发热;②糖尿病血糖控制不佳;③出现明显的情绪不良或自觉疲乏。

如果出现下列情况,则应该呼叫急救电话或亲属送至就近急诊:①胸部、手臂或喉咙疼痛;②眩晕、头重脚轻感、视力模糊后头晕;③意识模糊或动作迟钝。

VII
典型病例

典型病例 1

患者曹××，男，71 岁，体检发现右肺下叶病变两年，CT 显示右下肺见不规则实性肿块，较大层面范围约 32 mm×23 mm，周围见多发薄壁囊腔，较前实性成分明显增多，增强呈不均匀强化，邻近叶间胸膜增厚，右侧胸膜及叶间裂多发结节状增厚。如下图，否认高血压糖尿病等慢性病史。吸烟史 40 年，20 支/天，无肺癌家族史。曾有胰腺癌手术病史。2022 年 8 月 16 日全麻下行单孔胸腔镜下右肺下叶切除术＋系统性淋巴结清扫术。术后病理：腺癌，分期 pT2N1M0，ⅡB 期。患者术后恢复好，拟进行 EGFR 基因检测，确认后续行靶向或者化疗治疗。

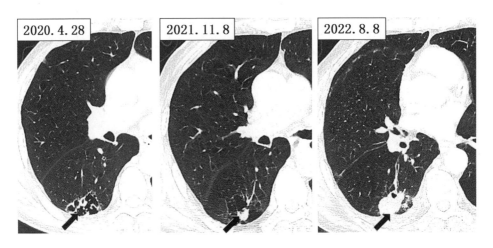

典型病例 1　患者 CT 对比

典型病例 2

患者，丁××，女，67 岁，常规体检发现两肺多发结节一周，两肺多

发大小不等实性结节影,大者位于左肺下叶,大小约 15 mm×9 mm,呈
浅分叶,周围见索条影,增强扫描后呈明显不均匀强化,边缘见血管走
行,如下图。类风湿型关节炎病史 10 年,否认高血压、糖尿病等慢性病
史,否认手术病史。无吸烟史,无家族史。2022 年 8 月 4 日行全麻下行
单孔胸腔镜下左肺下叶部分切除术。术后病理:肉芽肿性炎伴坏死,内
见大量圆形、淡染小体,考虑隐球菌病。给予抗隐球菌治疗。

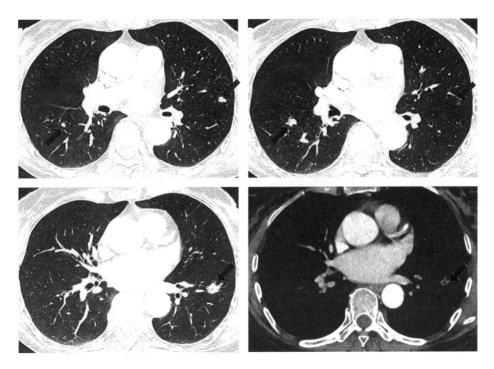

典型病例 2 患者 CT

典型病例3

患者,韩××,女,62 岁,左肺上叶实性结节随诊 5 年,随访过程中
肺结节逐渐增大,2021 年 11 月胸部 CT 显示左肺上叶见片团影,大小约

23 mm×16 mm,呈分叶状,周围见短毛刺,增强后呈轻度强化改变,病
灶较前增大(如下图)。糖尿病病史 20 年,主动脉瓣置换＋二尖瓣置换
＋三尖瓣成形手术病史 10 年。无吸烟史,无家族史。2021 年 11 月 29
日行全麻单孔胸腔镜下左肺上叶切除术＋系统性淋巴结清扫术。术后
病理:肺浸润性黏液细胞癌,pT1bN0M0,ⅠA2,暂未予以特殊处置,按
照诊疗规范定期门诊随诊。

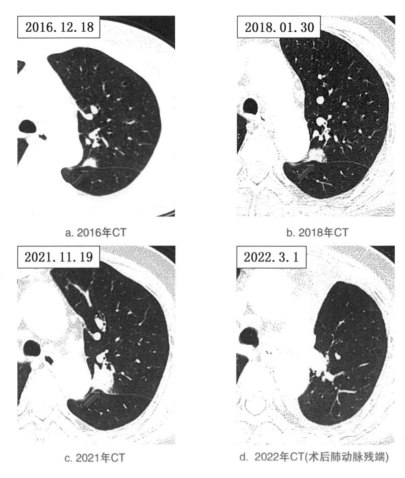

典型病例 3　患者手术前后 CT 对比

患者,李××,男,33 岁,体检发现左肺下叶结节,CT 显示左肺下叶见一枚磨玻璃结节,直径约 8 mm,呈分叶状,内见血管穿行。既往体健,否认慢性病史。无吸烟史,无家族史。2022 年 8 月 25 日全麻下行胸腔镜下左肺下叶背段切除术。术后病理:支气管腺瘤。为良性肺部肿瘤,无需特殊处理。

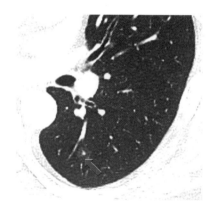

典型病例 4　患者 CT

典型病例5

患者,施××,男,56 岁,右肺上叶结节随诊六年,右肺上叶见混合磨玻璃结节影,直径从 2016 年 3 月 18 日的 6 mm 增加至 15 mm,其内密度欠均匀、见细小分支血管穿行,病灶逐渐增大,如下图。高血压病史十年。无手术病史。吸烟史 20 年,15 支/天,无肺癌家族史。2022 年 9 月 2 日全麻下行单孔胸腔镜下右肺上叶切除术＋系统性淋巴结清扫术。术后病理:肺浸润性腺癌,pT1bN0M0,ⅠA2。患者术后恢复顺利,按照诊疗规范门诊定期复查,暂不需特殊治疗。

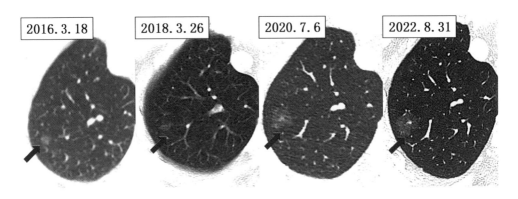

典型病例 5　患者手术前历年 CT 对比

典型病例6

　　患者,徐××,女,67 岁,左肺上叶结节随诊三年,左肺上叶见直径约 5 mm×10 mm 磨玻璃样结节影,边缘稍模糊,其内见血管穿行,与前片大致相仿,如下图。患者有高血压病史 7 年,既往有乳腺癌、甲状腺手术病史。否认吸烟史,无肺癌家族史。2022 年 8 月 23 日全麻下行单孔胸腔镜下左肺上叶部分切除术。术后病理:原位腺癌,无需进一步治疗。

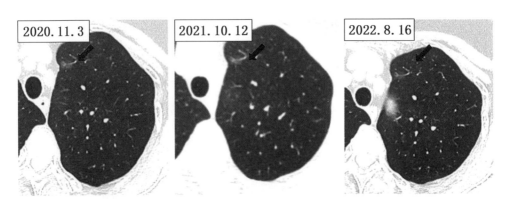

典型病例 6　患者手术前历年 CT 对比

典型病例7

　　患者,男,68 岁,右肺上叶结节随诊两年,右上肺见片状混杂磨玻璃密度影,边界不清,形态不规则,最大截面大小约 20 mm × 14 mm,其内密度不均匀,见细小支气管及血管穿行,边缘见毛刺牵拉邻近胸膜,病灶略有增大,变实,病灶 CT 值约 −300 HU,增强扫描两期 CT 值分别为 −241 HU、−288 HU,如下图。否认慢性病史,前列腺癌病史两年。无吸烟史,否认肺癌家族史。2021 年 12 月 29 日全麻下行单孔胸腔镜右肺上叶切除术＋系统性淋巴结清扫术。术后病理:肺腺癌,中分化。pT2N0M0,ⅠB 期。患者术后恢复良好,基因检测无适合靶向药物,拒绝化疗,患者门诊定期复诊。

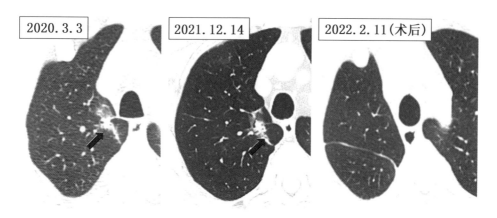

典型病例 7　患者手术前后 CT 对比

典型病例8

　　患者,蒋××,女性,56 岁,既往体健,因体检发现右上肺占位入院。

胸部 CT 平扫加增强示：右肺上叶见一枚类圆形结节状软组织影，直径约 16 mm，边缘欠光整，局部见胸膜牵拉，呈不均匀强化。右肺门区见肿块影，不均匀强化，直径约 35 mm。考虑：右肺上叶恶性肿瘤伴右肺门区肿大淋巴结（图 a～图 c）。经皮肺穿刺活检病理示：腺癌组织。诊断分期：右肺腺癌ⅢA 期（T1N2M0）。经皮行肺肿瘤消融术，术中消融功率 40 W，消融时间 5 分钟（图 d）。术后患者拒绝化疗，予吉非替尼口服 1 年。图 e、图 f 为术后 6 月随访 CT：肺门淋巴明显缩小，右上肺肿块消失，纤维化改变；消融术后第 27 个月随访 CT，原先病灶处仅见少许瘢痕条带（图 g、图 h）。

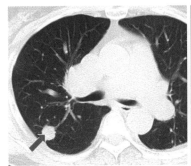
a. 肺窗右下肺结节

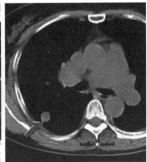
b. 纵隔窗右下肺结节

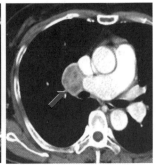
c. 增强胸部CT，右侧
纵隔淋巴结肿大

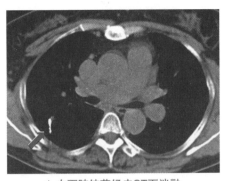
d. 右下肺结节经皮CT下消融

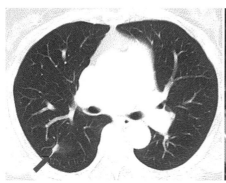
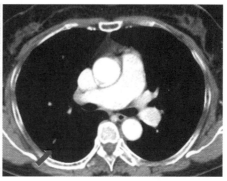

e. 术后6个月右下肺结节(肺窗)　　　　f. 术后6个月纵隔窗

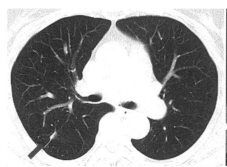
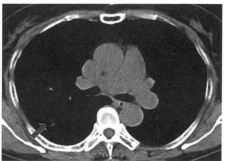

g. 术后27个月右下肺结节(肺窗)　　　　h. 术后27个月纵隔窗

典型病例 8　患者手术前后 CT 对比

病例总结

　　我们在本书六个篇章之前都设置了导引病例,此处又展示了 8 例典型病例的完整诊疗经过。目前,胸部 CT 检查是目前诊断、随访肺结节的主要手段,它能使肺结节无所遁形。这些患者,都是经胸部 CT 体检发现,肺结节的大小、形态、密度均不一样:有纯磨玻璃结节、半实性结节、实性结节,还有囊性改变的;有单发的,也有多发的;边缘有毛刺,也有没有毛刺。对于实性病灶,还进行了增强 CT 扫描,病灶都有不同程度的强化。通过这些真实案例,读者可以直观地观察到肺结节形态的多样性、良恶性鉴别的重要性,以及各种结节演变过程等。医生要从病人的基础情况和胸部 CT 变化上,寻找证据,才能判断肺结节的良恶性。

凡是正常人体检发现的长期存在的偶发性磨玻璃结节,包括纯磨玻璃结节和混合磨玻璃结节,经过抗炎或较长时期的观察不消失,且具有血管穿行征象时,要考虑肺原位癌的诊断(如病例 6);如果在随访过程中结节增大,实性成分增多,进入结节的血管增多、增粗,结节内见新生紊乱血管影,考虑患者是微浸润性腺癌或者浸润性腺癌(如病例 5、病例 7)。实性结节的恶性概率通常小于磨玻璃,但也不可一概而论,对于超过 2 cm 甚至 3 cm 的结节,如果出现毛刺、分叶、强化、空泡、胸膜牵拉等表现时,恶性结节概率升高,可行 PET - CT 检查,或直接胸腔镜手术(病例 3)。也有极少数情况下肺结节以囊性的形式出现,这种情况也不可掉以轻心,CT 随访一旦出现实性成分增多,则提示恶性可能(病例 1)。总结 5 个病例,均经历了 2～6 年的随访,除了病例 6 原位癌患者在随访 3 年过程中没有明显变化,其余 4 例早期肺癌患者在随访过程中均出现了病灶变大、实性成分增多、血管增多、病灶强化等的改变,符合肺癌的演变规律,要临床及早干预。

当然,除了 CT 检查随访这一主要工具外,我们还可以结合危险因素来考虑。吸烟是导致肺癌的最常见原因,80%～90% 以上的肺癌是由于主动吸烟或被动吸烟所致,与不吸烟相比,吸烟者发生肺癌的危险性平均高 9～10 倍。职业暴露一些致癌因素如石棉、放射性物质与肺癌发生有密切关系。室内小环境如室内被动吸烟、烹调过程产生的油烟雾,和室外大环境空气污染,如污染空气中的致癌物质,是导致肺癌死亡的重要危险因素。另外,一些基础疾病如慢性阻塞性肺病、结核病病史的人,长期的危险因素和炎症因子刺激下发生恶性结节的危险性增加。流行病学研究认为,糖尿病会增加肺癌的发生风险。此外有肿瘤病史或家族史的人,体内基因水平改变,容易导致恶性结节的出现。最后我们还要考虑年龄增长因素,年龄越大癌症发生的可能性也就越大。结合这些肺癌患者,寻找可能的危险因素,发现有吸烟、肿瘤病史(乳腺癌和前列腺癌)、糖尿病等病史,对存在这样危险因素的肺结节患者,会增加恶性肺结节的可能。

　　肺结节只是影像学上的一种表现,在众多良恶性疾病中都有可能出现肺部结节。感染性疾病是呼吸系统最常见的疾病,在特殊感染或特别状态下,肺部会出现结节状改变,如:炎性肉芽肿、结核、隐球菌、酵母菌、球孢子菌、球形肺炎、肺脓肿等;另外不少非感染性疾病肺部会发现结节,如:机化性肺炎、肺梗死、肺内淋巴结及局灶性出血、结节病、类风湿性关节炎累计肺部、肉芽肿性多血管炎、动静脉畸形、肺隔离症、肺囊肿、黏液嵌塞等。当然,肿瘤是我们要特别关注的疾病,肺部良性肿瘤较少,常见于不典型腺瘤样增生、错构瘤、脂肪瘤等,恶性肿瘤较良性肿瘤更常见,主要有肺癌、转移瘤、肉瘤、原发肺淋巴瘤等。这8例患者,经慎重考虑后进行临床干预,经外科胸腔镜手术和穿刺活检,最终明确为原位癌1例,早期(Ⅰ期)肺癌3例,中期(Ⅱ期)肺癌1例,晚期(Ⅲ)肺癌1例,隐球菌1例,支气管腺瘤1例。

　　此组典型病例中,我们也发现一年轻患者(病例4),左肺下叶见一枚磨玻璃结节,直径约8 mm,呈分叶状,内见血管穿行,术前似乎符合早期肺癌或者原位癌表现,但手术是支气管腺瘤,这是原发于黏膜下腺体和腺管细胞的较少见肿瘤,通常由于常年吸烟、不良生活习惯、环境污染等因素引起,属于良性肿瘤,但有恶变倾向。该患者发现较早,尚处于良性阶段。还有一隐球菌患者(病例 2),两肺多发实性结节,有浅分叶,增强扫描后呈明显不均匀强化,边缘也见血管走行,有些征象也似乎符合恶性肺结节的表现,但我们要考虑到该患者尚有类风湿关节炎使用免疫抑制药,又是多发性结节,所以首先要考虑的是感染性疾病,当然恶性肿瘤也有可能。由于该患者精神压力大,强烈要求手术,经手术确诊是特殊感染性疾病。这里需要说明的是,对于肺部感染性疾病,我们可以通过痰、血清、肺泡灌洗液等寻找感染病原菌,通常不需要手术,手术只是用在常规方法实在不能确诊时才最终考虑。

目前微创胸腔镜手术是治疗肺部结节、早期肺癌的主要方法。胸腔镜手术应用广泛,可行部分肺楔形切除、肺段、肺叶切除术,疗效明确,创伤非常小,疼痛轻,术后恢复快。前 7 例病人均进行了胸腔镜手术,这些患者以中老年病人为主,手术顺利,未出现并发症和明显后遗症。肺结节手术治疗后,对于病理上是癌前病变(肺不典型腺瘤样增生及原位癌)的病人无需行放化疗等进一步治疗。一般来说,微浸润肺腺癌,如果手术切除彻底,也无需再行放化疗等治疗;而浸润期肺腺癌,需要根据病情选择放疗、化疗、靶向治疗、免疫治疗等。当然对于高龄、体质确实虚弱、心肺功能差、不能耐受手术或者不愿手术的患者,还可以行局部消融、光动力、放射性粒子植入等微创方法,或者立体定向外照射疗法,病例 8 患者确诊时已经失去外科手术机会,尽管一般情况可,但她拒绝化疗,予以口服靶向药,加以局部微波消融后,治疗效果好。

当然,如在术前能明确结节是良性还是恶性是最好的,可以避免有些良性肺结节患者进行不必要的胸腔镜手术。肺结节确诊的方法有经中央的纤维支气管镜和经外周的 CT 下穿刺活检,两者检查的成功率与结节大小、密度、位置等相关,通常对于直径 10 mm 以下的小结节,尤其对磨玻璃结节诊断率较低,限制了其在小结节上的使用。目前,大家普遍采用胸部CT及跟踪随访来判定结节的良恶性。初次诊断时医生会根据结节的生长方式、边缘形态、内部密度、周围血管结构等方面综合分析判断,筛选出高危结节;而后期的"定期复查"发现的结节生长速度、密度改变、血管增多增粗等是重要的判断依据。经国内众多专家通过大量文献资料和临床实践总结出肺结节处置的流程图(如下文),给我们提供了这样参照执行的方法,遵循这样的流程处置可将肺结节得到很好的管理。

肺结节诊疗流程图

（根据肺结节诊治中国专家共识《2018 版》制定）

1. 实性结节

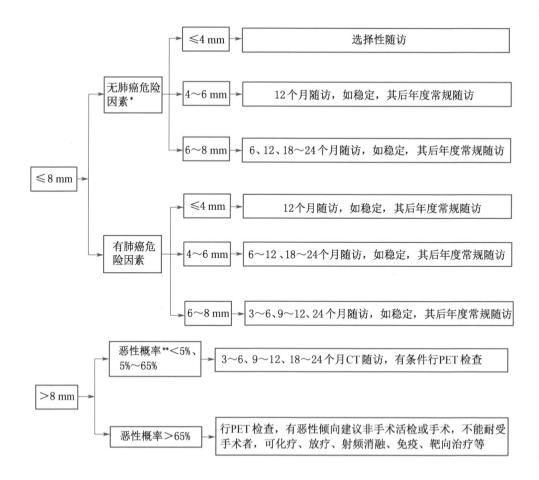

2. 纯玻璃结节

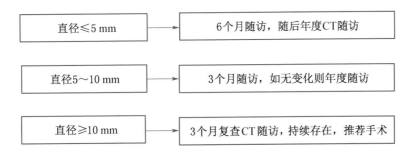

直径≤5 mm	6个月随访，随后年度CT随访
直径5~10 mm	3个月随访，如无变化则年度随访
直径≥10 mm	3个月复查CT随访，持续存在，推荐手术

3. 部分实性结节

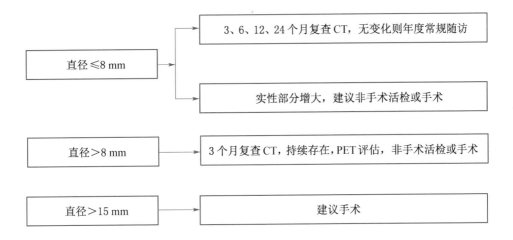

直径≤8 mm	3、6、12、24个月复查CT，无变化则年度常规随访
	实性部分增大，建议非手术活检或手术
直径>8 mm	3个月复查CT，持续存在，PET评估，非手术活检或手术
直径>15 mm	建议手术

4. 多发性结节

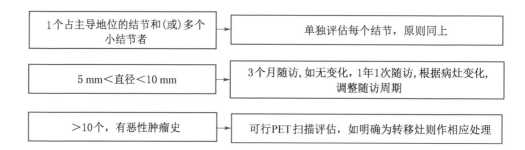

1个占主导地位的结节和(或)多个小结节者	→	单独评估每个结节,原则同上
5 mm<直径<10 mm	→	3个月随访,如无变化,1年1次随访,根据病灶变化,调整随访周期
>10个,有恶性肿瘤史	→	可行PET扫描评估,如明确为转移灶则作相应处理

*肺癌高危因素:年龄≥40岁且具有以下任一危险因素:

(1) 吸烟≥20包·年(或400年·支),或曾经吸烟20包·年(或400年·支),戒烟时间<15年;

(2) 有环境或高危职业暴露史(如石棉、铍、铀、氡等接触者);

(3) 合并慢阻肺、弥漫性肺纤维化或既往有肺结核病史者;

(4) 既往罹患恶性肿瘤或有肺癌家族史者。

**恶性概率的计算,Mayo Clinic模型估算法应用最为广泛。该模型基于6个独立危险因素(年龄、吸烟史、胸外肿瘤病史、结节直径、毛刺征及结节定位)根据公式计算出肺结节的恶性概率:恶性概率 $= e^x/(1+e^x)$,其中 $x = -6.8272+(0.0391×年龄)+(0.7917×吸烟史)+(1.3388×肿瘤病史)+(0.1274×结节直径)+(1.0407×毛刺征)+(0.7838×定位)$。

说明:e是自然对数;年龄按数字计算;如果既往有吸烟史(无论是否已戒除)则为1,否则为0;如果5年内(含5年)有胸外肿瘤史则为1,否则为0;结节直径以毫米为单位计算;如果结节边缘有毛刺则为1,否则为0;如果肺结节定位在上叶则为1,否则为0。

肺结节在随访中有以下变化时,多考虑为恶性:①直径增大,倍增时间符合肿瘤生长规律;②病灶稳定或增大,并出现实性成分;③病灶缩小,但出现实性成分或其中实性成分增加;④血管生成符合恶性肺结节规律;⑤出现分叶、毛刺和/或胸膜凹陷征。如果出现以上任何一种情况,及时给予临床干预。

主要参考文献

[1] Aakash Desai MBBS M, Vinay Prasad MD M. Low-dose computed to-mographic screening for lung cancer: Time to implement or unresolvedquestions? [J]. Journal of General Internal Medicine, 2021, 36(10): 3 202-3 204.

[2] Alpert J B, Ko J P. Management of incidental lung nodules: Current strategy and rationale[J]. Radiologic Clinics of North America, 2018, 56(3): 339-351.

[3] Bai C X, Choi C M, Chu C M, et al. Evaluation of pulmonary nodules: Clini-cal practice consensus guidelines for Asia[J]. Chest, 2016, 150(4): 877-893.

[4] Ni H J, Pudasaini B, Yuan X T, et al. Exercise training for patients pre-and postsurgically treated for non-small cell lung cancer: A systematic review and meta-analysis[J]. Integrative Cancer Therapies, 2017, 16(1): 63-73.

[5] MacMahon H, Naidich D P, Goo J M, et al. Guidelines for management of incidental pulmonary nodules detected on CT images: From the fleischner soci-ety 2017[J]. Radiology, 2017, 284(1): 228-243.

[6] Mamede M, Higashi T, Kitaichi M, et al. ^{18}F-FDG uptake and PCNA, Glut-1, and Hexokinase-II expressions in cancers and inflammatory lesions of the lung[J]. Neoplasia, 2005, 7(4): 369-379.

[7] Perandini S, Soardi G A, Motton M, et al. Enhanced characterization of solid solitary pulmonary nodules with Bayesian analysis-based computer-aided di-

agnosis[J]. World Journal of Radiology,2016,8(8):729-734.

[8] Phua C K,Sim W Y,Sen Tee K,et al. Evaluation of pulmonary nodules in Asian population[J]. Journal of Thoracic Disease,2016,8(5):950-957.

[9] Su C X,Meyer M,Pirker R,et al. From diagnosis to therapy in lung cancer:Management of CT detected pulmonary nodules,a summary of the 2015 Chinese-German Lung Cancer Expert Panel[J]. Translational Lung Cancer Research,2016,5(4):377-388.

[10] Yang J,Wang H L,Geng C,et al. Advances in intelligent diagnosis methods for pulmonary ground-glass opacity nodules[J]. BioMedical Engineering OnLine,2018,17(1):20.

[11] 鲍婷,王佑娟,唐怀蓉,等.肺癌早期筛查高危人群选择、筛查技术及成本效益的研究进展[J].医学综述,2018,24(1):66-70.

[12] 陈虞梅,陈涛,施一平,等.^{18}F-FDG PET/CT 对Ⅰa 期肺癌患者复发预测的初步研究[J].中国医学计算机成像杂志,2013,19(6):545-548.

[13] 董明,徐晓倩,陈军.LDCT 筛查肺磨玻璃结节的影像学特征及临床诊疗进展[J].转化医学电子杂志,2017,4(12):7-10.

[14] 董佑红.乳腺癌术后单个结节肺转移误诊为放射性肺损伤[J].临床误诊误治,2011,24(3):89.

[15] 段巍巍,赵杨,张丽伟,等.使用肺癌 GWAS 数据进行遗传风险预测的方法和策略研究[J].中国卫生统计,2015,32(4):554-557.

[16] 范则杨,樊帆,关海涛,等.2017 年 Fleischner 学会肺结节处理和测量指南简介及应用情况[J].中国介入影像与治疗学,2018,15(2):100-103.

[17] 黄梅芳,黄东祥,邓省益,等.云南曲靖肺癌高发区氡气浓度与肺癌发病率的关系[J].现代肿瘤医学,2017,25(15):2 409-2 411.

[18] 姜格宁,陈昶,朱余明,等.上海市肺科医院磨玻璃结节早期肺腺癌的诊疗共识(第一版)[J].中国肺癌杂志,2018,21(3):147-159.

[19] 赖群,张宁,李君,等.肺局灶性磨玻璃影病变的评估及外科治疗[J].中国医师进修杂志,2012,35(2):42-43.

[20] 李斌,徐志锋,朱彬.非癌患者肺部小结节的 MDCT 特征和临床意义[J].临床肺科杂志,2017,22(4):602-604.

[21] 李镭,刘丹,朱盈盈,等.肺磨玻璃结节临床研究进展[J].中国肺癌杂志,2016,19(2):102-107.

［22］李媛,杨志刚.肺癌肿瘤倍增时间特点及其病理学基础［J］.生物医学工程学杂志,2009,26(6):1 388-1 390.

［23］刘春全,崔永.肺结节评估四大指南比较分析［J］.中国肺癌杂志,2017,20(7):490-498.

［24］刘士远,陈起航,吴宁.实用胸部影像诊断学［M］.北京:人民军医出版社,2012.

［25］刘士远,孙铁英.肺癌影像诊断与临床新进展［M］.北京:人民卫生出版社,2015.

［26］刘晓飞,姚昊,王志忠,等.^{18}F-FDG PET/CT 对磨玻璃结节样肺癌的临床应用价值［J］.现代肿瘤医学,2014,22(5):1 090-1 093.

［27］刘晓媛,白丽红,王冬辉,等.X 线电离辐射通过上调 c-Myc 表达促进肺癌 A549 细胞上皮间质转化［J］.中国病理生理杂志,2017,33(5):788-792.

［28］陆雯雯,王建卫,尹峰,等.肺腺癌磨玻璃结节影像特征与 EGFR 基因突变的相关性分析［J］.中华肿瘤防治杂志,2016,23(12):794-798.

［29］齐琳琳,王建卫,杨琳,等.肺纯磨玻璃结节体积和质量倍增时间在鉴别浸润腺癌与微浸润腺癌及浸润前病变中的作用［J］.中华放射学杂志,2017,51(7):493-499.

［30］钱盼盼,彭春红,叶贤伟.微生态与肺癌相关研究进展［J］.国际呼吸杂志,2017,37(18):1 402-1 405.

［31］乔文亮,林强.肺内磨玻璃影的分子生物学研究进展［J］.中国癌症杂志,2014,24(3):235-240.

［32］汪婷,金永堂.空气污染相关呼吸道疾病的表观遗传学研究［J］.卫生研究,2016,45(2):341-344.

［33］王鹤,王霄英.2017 Fleischner 学会肺小结节指南解读及临床应用要点［J］.放射学实践,2017,32(11):1 109-1 113.

［34］毕伟,丁长青,刘绪军,等.孤立性良恶性肺结节的临床及 CT 特点分析［J］.影像技术,2021,33(4):28-33.

［35］王亚龙,王永岗.大气污染和肺癌相关生物标志物的研究进展［J］.癌症进展,2017,15(11):1 246-1 249.

［36］张丽,吴宁,李蒙,等.Ⅰ期浸润性肺腺癌磨玻璃成分定量分析及其与附壁样生长成分的相关性研究［J］.中华肿瘤杂志,2017,39(4):269-273.

［37］谢青,黄尤光.肺癌的表观遗传研究进展［J］.现代肿瘤医学,2015,23

(15):2 226-2 228.

[38] 杨文洁,严福华.2015 版《低剂量螺旋 CT 肺癌筛查专家共识》和《肺亚实性结节影像处理专家共识》解读[J].诊断学理论与实践,2017,16(1):32-37.

[39] 姚军,夏进东,张黎.肺部恶性局灶性磨玻璃密度结节的 MSCT 动态征象分析[J].临床放射学杂志,2015,34(9):1 410-1 415.

[40] 叶常青,柳伟伟,胡良平,等.对氡致肺癌病因判断若干问题的探讨[J].中华放射医学与防护杂志,2012,32(3):318-322.

[41] 徐双武.高分辨 CT 在肺内孤立性结节良恶性病变诊断中的应用效果[J].中国民康医学,2019,31(19):127-128.

[42] 成启华,李婷婷,王艳微,等.低剂量螺旋 CT 扫描技术在早期肺癌筛查中临床价值分析[J].中外医疗,2021,40(12):8-10.

[43] 余晖,方振剑,陈方榕,等.孤立性肺结节患者临床特征分析[J].中国呼吸与危重监护杂志,2015,14(4):376-379.

[44] 张芳,俞峥,游庆军,等.肺局灶性磨玻璃影(GGO)病变的诊疗体会[J].现代肿瘤医学,2015,23(24):3 600-3 603.

[45] 张菁,马靖,王广发.实性和亚实性肺结节临床处理:ACCP 最新肺结节诊疗指南简介[J].中华结核和呼吸杂志,2014,37(3):202-205.

[46] 章群,闫鹏,高超.电离辐射累积剂量负担对放射工作人员健康的影响[J].工业卫生与职业病,2018,44(2):143-145.

[47] 赵子龙,潘建英,高燕峰,等.PET/CT 在肺癌诊疗中的临床应用价值研究进展[J].临床医药文献电子杂志,2017,4(63):12 469-12 470.

[48] 中国抗癌协会肿瘤介入学专业委员会,中国抗癌协会肿瘤介入学专业委员会青委会.胸部肿瘤经皮穿刺活检中国专家共识[J].中华介入放射学电子杂志,2018,6(3):188-194.

[49] 中华医学会放射学分会心胸学组.低剂量螺旋 CT 肺癌筛查专家共识[J].中华放射学杂志,2015,49(5):328-335.

[50] 中华医学会放射学分会心胸学组.肺亚实性结节影像处理专家共识[J].中华放射学杂志,2015,49(4):254-258.

[51] 中华医学会呼吸病学分会肺癌学组,中国肺癌防治联盟专家组.肺部结节诊治中国专家共识[J].中华结核和呼吸杂志,2015,38(4):249-254.

[52] 中华医学会呼吸病学分会肺癌学组,中国肺癌防治联盟专家组.肺结节诊治中国专家共识(2018 年版)[J].中华结核和呼吸杂志,2018,41(10):763-771.

［53］周清华,范亚光,王颖,等.中国肺部结节分类、诊断与治疗指南(2016 年版)［J］.中国肺癌杂志,2016,19(12):793-798.

［54］邹小农,贾漫漫,王鑫,等.中国肺癌和烟草流行及控烟现状［J］.中国肺癌杂志,2017,20(8):505-510.

［55］魏华民,朱瑞丽,刘瑞,等.从痰瘀窠囊论治肺结节［J］.世界中医药,2018,13(11):2701-2705.

［56］李志明,王芬,周天,等.从五脏生克制化关系探讨肺结节的绿色防治模式［J］.吉林中医药,2020,40(7):875-879.

［57］张晓梅,姜良铎,肖培新.肺结节病因病机探讨［J］.环球中医药,2019,12(3):435-437.

［58］马秀霞,孟鹏飞,陈关征,等.肺结节的中西医认识概况［J］.中医研究,2021,34(7):59-62.

［59］洪海都,刘城鑫,吴鹏,等.刘小虹辨治肺结节中医特色探析［J］.中国中医基础医学杂志,2020,26(4):539-541.

［60］张思瑶,奚肇庆.奚肇庆治疗肺结节学术思想撷菁［J］.湖北中医药大学学报,2019,21(4):114-116.

［61］于小林,张晓梅,顾潇枫,等.张晓梅从状态论治肺结节经验［J］.中华中医药杂志,2018,33(11):4 984-4 986.

［62］朱丽娜,刘丽坤.中医治疗孤立性肺结节思路探讨［J］.亚太传统医药,2019,15(2):79-81.

［63］刘敏,朱佳.朱佳教授治疗肺结节中医思路［J］.辽宁中医药大学学报,2018,20(9):89-91.

［64］赵婷婷,苏惠萍,王林洋.武维屏教授运用逍遥散结汤治疗肺部结节经验浅析［J］.世界中西医结合杂志,2021,16(5):857-860.

［65］温仕倩,成泽东."女子以肝为先天"的理论及临床应用［J］.中国民间疗法,2021,29(2):5-7.

［66］曾朝强,王晶,张福洲,等.低剂量螺旋CT在早期肺癌筛查中的应用价值［J］.现代肿瘤医学,2019,27(2):297-300.

［67］中华医学会呼吸病学分会肺癌学组中国肺癌防治联盟专家组.肺结节诊治中国专家共识(2018 年版)［J］.中华结核与呼吸杂志,2018,41(10):763-771.

［68］张鋆歆.肺鳞状上皮不典型增生和原位癌［J］.国外医学(生理、病理科学与临床分册),2003,23(2):146-148.

［69］郭红云.低剂量CT扫描技术诊断肺部小结节患者的价值研究［J］.影像研究与医学应用,2019,3(7):240-241.

［70］宋勇,袁冬梅.肺部结节处理中的几点思考［J］.中华医学杂志,2019,99(2):81-83.

［71］Juanpere S，Cañete N，Ortuño P，et al．A diagnostic approach to the mediastinal masses［J］．Insights into Imaging，2013，4(1)：29-52.

［72］Roth K，Hardie J A，Andreassen A H，et al．Predictors of diagnostic yield in bronchoscopy：A retrospective cohort study comparing different combinations of sampling techniques［J］．BMC Pulmonary Medicine，2008，8：2.

［73］Patel V K，Naik S K，Naidich D P，et al．A practical algorithmic approach to the diagnosis and management of solitary pulmonary nodules：Part 1：Radiologic characteristics and imaging modalities［J］．Chest，2013，143（3）：825-839.

［74］Czarnecka-Kujawa K，Yasufuku K．The role of endobronchial ultrasound versus mediastinoscopy for non-small cell lung cancer［J］．Journal of Thoracic Disease，2017，9(2)：S83-S97.

［75］Xu C H，Yuan Q，Yu L K，et al．Endobronchial ultrasound transbronchial biopsy with guide-sheath for the diagnosis of solitary pulmonary nodules［J］．Oncotarget，2017，8(35)：58 272-58 277.

［76］裘杨波,申屠阳.肺原位腺癌的诊断与治疗进展［J］.中国肺癌杂志,2017,20(9):641-644.

［77］支修益.肺癌防治的当务之急是控制吸烟率和二手烟暴露［J］.中华医学信息导报,2021,36(8):5.

［78］陶陵,粟发沃,王艳华,等.婴幼儿家庭三手烟暴露及家庭禁烟状况［J］.中国临床新医学,2017,10(6):586-588.

［79］杭渤,成森平,夏彦恺,等.三手烟研究现况与前景［J］.中华预防医学杂志,2015,49(4):295-298.

［80］Ramírez N，Özel M Z，Lewis A C，et al．Exposure to nitrosamines in thirdhand tobacco smoke increases cancer risk in non-smokers［J］．Environment International，2014，71：139-147.

［81］Lidón-Moyano C，Díez-Izquierdo A，Martínez-Sánchez J M．Thirdhand smoke and other challenges of tobacco control in the pediatric population［J］.

Anales De Pediatria，2020，93(5)：279-281.

［82］Cozzi D，Bargagli E，Calabrò A G，et al. Atypical HRCT manifestations of pulmonary sarcoidosis［J］. La Radiologia Medica，2018，123（3）：174-184.

［83］张国桢,郑向鹏,李铭.微小肺癌：影像诊断与应对策略［M］.北京：人民军医出版社,2015.

［84］吕璐,严小鹏,张至轩,等.肺小结节定位研究进展［J］.国际外科学杂志,2020,47(3):197-201.

［85］UW Medicine. Health Online［EB/OL］. https://healthonline.washington. edu/.

［86］Bradley A，Marshall A，Stonehewer L，et al. Pulmonary rehabilitation programme for patients undergoing curative lung cancer surgery［J］. European Journal of Cardio-Thoracic Surgery，2013，44(4)：e266-e271.

［87］SVHlunghealth. After Lung Surgery［EB/OL］. https://www. svhlunghealth. com. au/rehabilitation/after-lung-surgery.

［88］Kajan M，Babu N. The key questions in rehabilitation in thoracic surgery［EB/OL］. J Thorac Dis. 2018 Apr，10(8)：S924－S930. https://www. ncbi. nlm. nih. gov/pmc/articles/PMC5934121/.

［89］Chang J Y，Senan S，Paul M A，et al. Stereotactic ablative radiotherapy versus lobectomy for operable stage I non-small-cell lung cancer：A pooled analysis of two randomised trials［J］. The Lancet Oncology，2015，16（6）：630-637.

［90］杨森,谢颂平,黄杰.可手术切除的局部进展期非小细胞肺癌患者新辅助治疗研究进展［J］.实用心脑肺血管病杂志,2022,30(3):131-136.